U0289110

贾春生 杨继军 主编

杨医亚

针灸之路

全国百佳图书出版单位
中国中医药出版社
·北 京·

图书在版编目（CIP）数据

杨医亚针灸之路 / 贾春生，杨继军主编 . -- 北京：
中国中医药出版社，2024.9.

ISBN 978-7-5132-8930-6

Ⅰ. R245

中国国家版本馆 CIP 数据核字第 2024GC9828 号

中国中医药出版社出版

北京经济技术开发区科创十三街 31 号院二区 8 号楼
邮政编码　100176
传真　010-64405721
北京盛通印刷股份有限公司印刷
各地新华书店经销

开本 880×1230　1/32　印张 9　字数 233 千字
2024 年 9 月第 1 版　2024 年 9 月第 1 次印刷
书号　ISBN 978 - 7 - 5132 - 8930 - 6

定价　48.00 元
网址　www.cptcm.com

服 务 热 线　010-64405510
购 书 热 线　010-89535836
维 权 打 假　010-64405753

微信服务号　zgzyycbs
微商城网址　https://kdt.im/LIdUGr
官 方 微 博　http://e.weibo.com/cptcm
天猫旗舰店网址　https://zgzyycbs.tmall.com

如有印装质量问题请与本社出版部联系（010-64405510）

前　言

　　杨医亚教授为河北中医学院（现河北中医药大学）已故教授，曾任河北医学院（现河北医科大学）教研处处长、河北中医学院中医基础理论教研室主任，其为河北乃至全国中医药事业做出了突出贡献。可以说，杨医亚先生用自己的亲身经历见证了中医的复兴。作为河北中医学院的一分子，我有责任对杨医亚先生的生平资料进行整理，吹散堆积在这段往事上的尘埃，将这位中医大家的点点滴滴示于众人。这段故事不仅包含为了复兴中医的不懈努力，还包含为了启发后学的艰苦奋斗，以及生活中的温馨和感动。杨老先生复兴中医的愿望及治学之精神必将长存，其驰名中外的著作必将流传千古。

　　本书是为了纪念杨医亚先生并探讨其生平与针灸学术贡献的著作，共分为两部分。第一部分"生平回顾"主要按照时间顺序，以图文形式全面呈现杨医亚的生平事迹，揭示很多不为人知的史实，形成杨医亚人物传记。本书之所以以《杨医亚针灸之路》为题，是希望读者可以了解杨医亚先生自强不息、厚积薄发的求学之路，创办社刊、兴办函授的复兴之路，兴贤育才、杏林成荫的教学之路，中西汇通、取长补短的革新之路，笔耕不息、著述等身的立言之路及阔别半生、凤凰于飞的相守之路。第二部分"学术研究"则系统总结了杨医亚的中医学术思想、学术贡献等，引用了近些年有关杨医亚的研究成果，希望能对从事临床、医史文献工作的同道或同学有所启迪。希望通过这本书，能够给后世留下珍贵的文献资料，给读者呈现一个较为全面、有血有肉、活灵活现的杨医亚先生的形象。

需要说明的是，杨医亚教授的贡献远不止书中所写。因为本书的主旨是探讨杨医亚先生的生平与其所写的针灸学术专著，所以省略了他在中医学其他领域中的贡献，这部分内容有待他日进行补充完善。

本书能顺利出版还要由衷感谢杨医亚先生的女儿杨光源女士，以及辽源职业技术学院医药分院杨克卫老师为本书提供珍贵的照片和文字资料，同时还要感谢黄龙祥和岗卫娟两位研究员的"民国医家及文献研究"课题的支持。

由于笔者水平有限，书中难免有错漏之处，再加上很多照片等史实资料在流传过程中丢失，故无法完整呈现给读者，实属遗憾。本书仓促付梓，有误之处还请各位同道提出宝贵意见，以便再版时完善提高。

贾春生

2024 年 2 月 28 日

目 录

生平回顾

北平年华（1914—1950 年）·························· 2

　求学之路——自强不息，厚积薄发 ·············· 3

　复兴之路——创办社刊，兴办函授 ············ 41

河北岁月（1951—1988 年）······················ 128

　教学之路——兴贤育才，杏林成荫 ············ 129

　革新之路——中西汇通，取长补短 ············ 160

暮年时光（1989—2002 年）······················ 177

　立言之路——笔耕不息，著述等身 ············ 178

　相守之路——阔别半生，凤凰于飞 ············ 184

学术研究

杨医亚针灸学术思想 ···························· 188

杨医亚先生生平事迹及主要中医贡献概要 ·············· 228

附录

附录 1　杨医亚生平大事年表 ……………………………… 236

附录 2　杨医亚针灸书籍概览 ……………………………… 241

参考文献 …………………………………………………… 269

跋 …………………………………………………………… 273

生平回顾

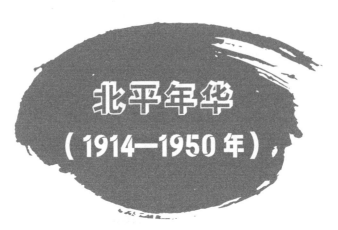

北平年华
（1914—1950年）

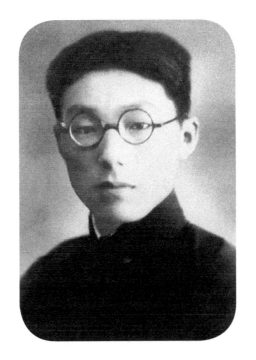

求学之路——自强不息，厚积薄发

求学艰辛

杨医亚，原名杨益亚，曾用名杨鸿星，1914 年 8 月 14 日出生于河南省温县安乐寨的一个贫农家庭，全家仅有七分耕地，生活一贫如洗。该县地处豫北沁阳盆地，位于黄河北岸，北靠太行山。历史上黄河多次泛滥，导致此地百姓生活困苦，瘟疫几度肆虐。杨医亚的祖父生有一女两男。杨医亚的父亲是一位老实忠厚的农民，排行第二，前有姐姐，后有弟弟。由于当时国家衰败，人民穷困潦倒，所以父亲希望杨医亚长大了能够做一番有益于国家，甚至有益于亚洲的事业，因此给他起了"益亚"这个名字。杨医亚幼

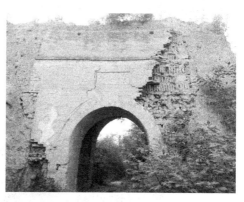

安乐寨牌坊

年时，其父亲患瘟疫早亡，他与母亲相依为命，饱经忧患。但他自幼聪慧，勤奋好学，成绩优秀，在家乡读完小学，叔叔和姑姑看到杨医亚人小志大，将来一定会有出息，便主动资助杨医亚去北平（现北京市）读中学。于是，杨医亚身背行囊，离别故土，来到人地两疏的北平，进入北平弘达中学学习。

考入北平弘达中学

中学期间，杨医亚十分努力，学习了国文、英语、数学、物理、化学、历史、地理等科目，打下了坚实的文化基础。课余时间，他勤工助学，以解家中经济困顿。在北平，他目睹中国当时经济落后之状，耳闻劳苦大众贫病交加之声。他亲眼看到人民的苦难和贫穷，一旦生病，便只能强忍病痛疾苦的折磨，非等到万不得已时才去医院救治，从而激发了他忧国忧民之心，立志以医救国。杨医亚通过多方打听得知当时北平有两所著名的国医学院，一所是萧龙友、孔伯华创办的北平国医学院，另一所是施今墨、魏建宏等人创办的华北国医学院。

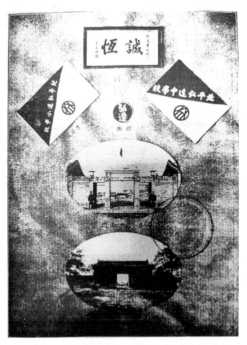

北平弘达中学校训、校旗、校徽、校景

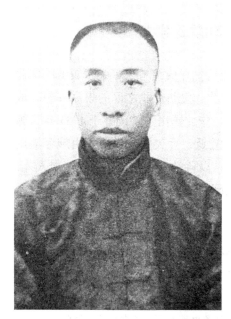

弘达中学董事长
杨晋源先生

弘达中学副董事长兼校长
吴宝谦先生

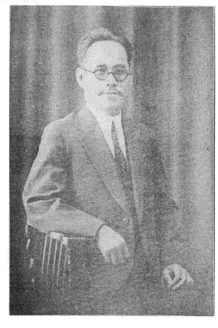

考入华北国医学院

1934 年，20 岁的杨医亚以优异成绩考入了学费较低的华北国医学院，以期实现悬壶济世、救助贫贱之厄的崇高理想，成为华北国医学院第四届学生。华北国医学院创办于 1931 年，施今墨任院长。学院收取学费较低，亏欠资金大部分由施今墨出钱补贴。学院的办学方针是"以科学方法整理中医、培养人才，绝不拘泥成法，唯一宗旨是阐明先哲之遗言，借助新医之实验，

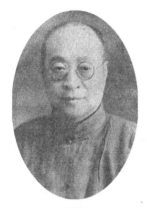

施今墨

注：施今墨（1881—1969 年），原名毓黔，字奖生，祖籍浙江省杭州市萧山区，中国近代中医临床家、教育家、改革家，"北京四大名医"之一。毕生致力于中医事业的发展，提倡中西医结合，培养了许多中医人才。长期从事中医临床，治愈了许多疑难重症，创制了许多新成药，献出约 700 个验方。为中医事业做出突出贡献，在国内外享有很高的声望。时任华北国医学院院长。

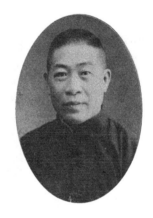

华北国医学院副院长黄济国先生
（当时还担任日文课教授）

为人群造福"，学制4年。课程设置以中医为主，中西兼授，中西汇通，中西医课程比例约为7：3。校舍设在北平西城大麻线胡同。华北国医学院培养了一大批中医学界的中流砥柱。施今墨说："诸君亦知中医在今日，为存亡绝续之秋乎。外见辱于西医，谓气化为荒诞；内见轻于政府，成医界中附庸。今墨数年之前，早已逆知此变。今又隶于卫生行政，更可见吾人环境，非振兴医学，绝不足以自存。故敢断言中医之生命，不在外人，不在官府，而在学术也。"该学院学生毕业后无论从医、为学、著书都怀有复兴中医事业之志，杨医亚也不例外。

当时班里共55人，男学生50人，女学生5人。但在求学4年中，或困于环境，或易其志趣，导致历年人数一再递减，中途辍学者达33人之多，最后顺利完成4年学业的有男学生20人，女学生2人。杨医亚就是坚持到毕业的学生之一。

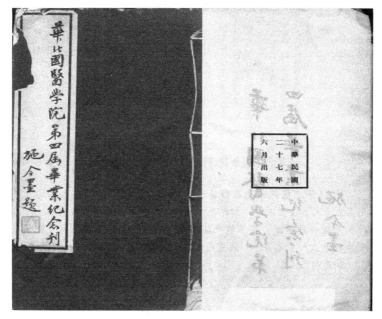

《华北国医学院第四届毕业纪念刊》（1938年出版）

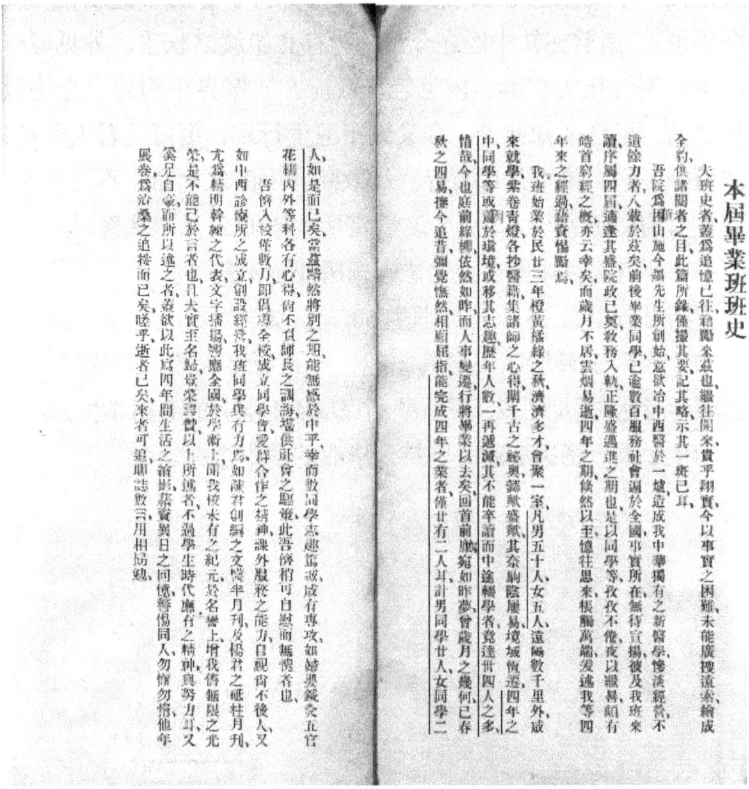

本屆畢業班班史

夫班史者、蓋爲追憶已往、藉勵來茲也、繼往開來、貴乎翔實、今以事實之困難、未能廣搜遠索、輸成全豹、供諸閱者之目、此篇所錄、僅撮其要、記其略、示其一斑已耳、

吾院爲蕭山施今墨先生所創始、意欲冶中西醫於一爐、造成我中華獨有之新醫學、慘淡經營、不遺餘力者、八載於茲矣、前後畢業同學已逾數百、服務社會遍於全國、事實所在、無待宣揚、彼及我班來讀、序屬四屆、適逢其盛、院政已與教務入軌、正隆盛邁進之期也、是以同學等孜孜不倦、夜以繼晷、頗有皓首窮經之概、亦云幸矣、而歲月不居、雲烟易逝、四年之期、倏然以至、憶往思來、棖觸萬端、爰述我等四年來之經過、藉資惕勵焉、

我班始業於民廿三年橙黃橘綠之秋、濟濟多才、會聚一室、凡男五十人、女五人、遠涉數千里外、咸來就學、業卷青燈、各抄醫籍、集諸師之心得、闡千古之經奧、鬱鬱盛觀、其奈駒陰屢易、境域恒遷、四年之中、同學等或困於環境、或移其志趣、歷年人數一再遞減、其不能卒讀而中途輟學者、竟達卅四人之多、惜哉、今也庭前綠柳、依然如昨、而人事變遷、行將畢業以去矣、回首前塵、宛如昨夢、曾歲月之幾何、已春秋之四易、撫今追昔、彌覺憮然、相顧屈指、能完成四年之業者、僅廿有二人耳、計男同學廿人、女同學二人、如是而已矣、當茲黯然將別之頃、能無感於中乎、幸而數同學志趣篤誠、成有專攻、如婦嬰鍼灸五官花柳內外等科各有心得、尚不負師長之訓誨、還供社會之驅策、此吾儕稍可自慰而無愧者也、

吾儕入校僅數月、即倡導全校成立同學會、愛群合作之精神、課外服務之能力、自視尚不後人、又如中西診療所之成立、創設經營、我班同學與有力焉、如陳君創編之文醫半月刊、及楊君之砥柱月刊、尤爲精明幹練之代表、文字播揚、響應全國、於學術上開我校未有之紀元、於名譽上增我儕無限之光榮、是不能已於言者也、且夫實至名歸、毋榮譽贊、以上所述者、不過學生時代應有之精神與努力耳、又奚足自豪、而所以述之者、蓋欲以此寫四年間生活之縮影、藉資異日之回憶、警惕同人、勿懈勿惰、他年展卷、爲滄桑之追撫而已矣、噫乎、逝者已矣、來者可追、聊誌數言用相勗勉、

《华北国医学院第四届毕业纪念刊》书影

注：《华北国医学院第四届毕业纪念刊》中记载，（第四届学生）凡男五十人，女五人……四年之中，同学等或困于环境，或移其志趣，历年人数一再递减，其不能卒读而中途辍学者，竟达卅四人（疑误，改为三十三人）之多……能完成四年之业者，仅廿有二人，女同学二人，如是而已矣。

姓名	別號	性別	籍貫	通訊處
楊俊暉	文軒	男	甘肅	北溝沿紹臣公寓交　甘肅隴德縣郵局交
楊鑫亞	振東	男	湖南溫縣	東四六條月牙胡同十六號　河南溫縣安樂寨
單孝先		男	天津	平西長辛店大寺口外　西四南肉胡同四十五號
趙志權	進之	男	河北房山	前外草廠十條九號義興綢　房山縣城內城隍廟一二三號
趙璧人		男	甘肅隴南	本校　宜外敬場小六條四十號
趙都	新垣	男	黑龍江省	黑龍江景星縣郵政局特仙　人洞
劉鴻英	世雄	男	河北武清	武清縣南鄭鎮中立堂交　東四南橙草胡同二六號
劉家驤	千里	男	河北獻縣	甘肅成縣東街蘇家巷　全上
韓紹桓	仲武	男	河北通縣	前外河沿二百號嵩山會館　通縣買家莊曬輛田
韓毓秀	傑臣	男	北平	各莊慶善堂貞記　西直門老虎街十四號
鍾贊英		男	察省懷安	全上　西城閻才胡同南寬街元生　平綏路柴溝堡西街公威路
魏明豪	信輔	男	河北	前外東珠市口八二號志和　河北武邑石海坡鎮魏家莊
龐澤宇		男	遼寧新民	西城機織衛十八號　遼寧新民縣大街隆慶公交
史美錦	晉生	男	江蘇溧陽	江蘇溧陽　法憲胡同五號　高里鎮南章村捌潤堂
劉子耕		男	河北定興	山東掖縣　西城十八半截五三號
史隆恩		男	河北大興	永年　崇外花市小市口下窪胡同二號
穆成兆		男	黑省克山	安省富克山縣友永　西禮路胡同三十七號
趙慕貞		女	山西清源	太原城東義精生鋪轉街　清源縣北鄉永
岳強		男	河北永年	後門慈慧寺　永年東大順興鋪
孫思忠		男	河北永年	後門西街　街西北村社村
王儒		男	山西大同	西四武衣庫七號　大同南順興鋪轉
楊梓青		男	山西大同	大同沿紹臣公寓　津浦路臨淮關下游峯山鎮
陳如瑜		男	安徽泗縣	後門橋東口德友鋪　安徽泗縣
計魁英		男	綏遠歸綏	東城乾面胡同中石精一二號　綏遠新城江南館後巷五號

《华北国医学院第一届毕业纪念刊》书影

注：《华北国医学院第一届毕业纪念刊》中的通信录记载了杨医亚刚入学时的信息（"湖南温县"疑误，应为"河南温县"），当时杨医亚别号振东。

同學通訊錄

三〇八

姓名	別號	性別	籍貫	通信處
許勛先		男	陝西石泉	西安雙仁廟大巷九號
高雲鶴		男		
黃崇善	鎮南	男	察省懷來	平綏懷來珠寶鬧村
楊鑫亞	一亞	男	河南溫縣	河南溫縣安樂寨
賈鷺馨		男	察省懷安	平綏沙綠柴溝堡
趙都	新垣	男	甘肅成縣	甘肅成縣東街趙家巷
趙志權	以行	男	河北房山	河北房山縣城內城隍廟街二十三號
趙璧人		男	黑省景星	本院
趙嘉貞	希賢	男	黑省克山	黑龍江省克山縣教育局
劉子耕		男	河北定興	北平前門內法憲胡同五號
劉英漢	仲雲	男	河北文安	天津西薥橋鎮收轉
劉家驥	千里	男	河北武邑	北平西城南溝沿霓林街七號
劉靜波	顧尊	男	江蘇沛縣	天津日租界明石街二十七
穆成兆		男	河北大宛	河北武清縣南雙廟中立堂
鏑贊英		男	察省懷安	平綏沙綠柴溝堡西街
關丕衡		男	綏遠	綏遠省畢克齊交
魏明豪		男	河北武邑	河北武邑石涯波鎮魏家莊
脑澤宇		男	遼寧新民	北平前內府胡同八號
蕭重方		男	江西	江西九江小敚廠十二號
顧西侯	小漱	男	天津	天津東門內道署西箭道四十三號

二年級同學通訊錄

姓名	別號	性別	籍貫	通信處
于志璵	志章	男	遼寧莊河	遼寧安東西大孤山商會
于宗海	朝之	男	河北玉田	蓟縣馬神橋裕盛祥轉柳河
王京東	紹之	男	山東海陽	海陽東村鎮轉販上村
王彥威		男	四川春節	春節南鄉土塘轉郵局梅子
王淑敏		女	北平	新街口朋樂胡同五號
王壽昌	永汊	男	山東武成	東四九條十五號
王詩彥	棠才	男	河南	河南安陽水冶鎮
王錦文		女	河北甯晉	地外西壋城根五十五號
仇玉珅	子玉	男	河北安夾	武清皇后店潤筆號
尹達恭	秀山	男	北平	崇外花市大街兩小市口七十一號
左俊才		男	察省懷安	懷安城內龍王廟街
石兆康		男	河北武清	中海懷仁堂西四所

《华北国医学院第三届毕业纪念刊》书影

注：《华北国医学院第三届毕业纪念刊》中的通信录记载了杨医亚三年级时的信息，当时杨医亚别号改为一亚。

在校学习期间，杨医亚惜时如金，勤奋苦读，不敢有丝毫懈怠之心。他深知在华北国医学院学习的这4年是实现自己志向的重要阶段，多读一卷书便多得一卷书的知识，学是一点一滴积累起来的，不能存侥幸取巧之心。杨医亚很喜欢学校开明的校风和设置的每门课程。学校开设的中医课程有中国医学史、医学大意、黄帝内经、难经、伤寒论、金匮要略、诸病源候论、本草、温病、处方、脉学、辨证诊治、医案学，以及内科学、外科学、妇科学、儿科学、针灸学、骨伤学、眼耳鼻喉科学、皮肤花柳科学等20余门；开设的西医课程有生理学、卫生学、解剖学、病理学、细菌学、药理学、诊断学、传染病学、法医学，以及内科学、外科学、妇科学、儿科学等。此外，还设有国文、日语、德语等课程。

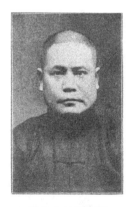

教务主任兼金匮
要略、医学史教授
杨叔澄先生

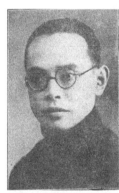

事务主任兼药物学、
医案学教授
顾膺陀先生

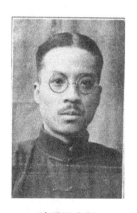

注册课主任
陆仲仁先生

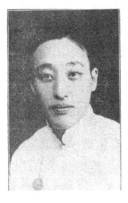

讲义室主任
吴沛民先生

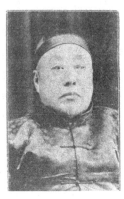

黄帝内经、伤寒论、
金匮要略教授
朱壶山先生

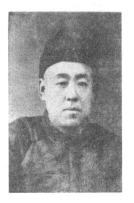

妇幼科学教授
姚季英先生

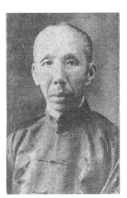

温病学教授
袁鹤侪先生

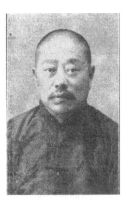

针灸学教授
夏禹臣先生

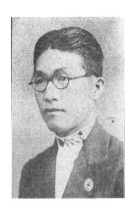

妇产科学教授
董天仑先生

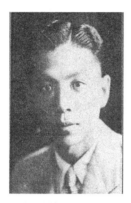

内科学、生理学、
细菌学、诊断学教授
纪剑秋先生

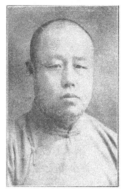

外科学教授
郭植三先生

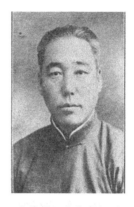

内科学、药物学教授
刘盛华先生

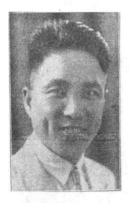

卫生学、法医学、
解剖学、病理学教授
王炳文先生

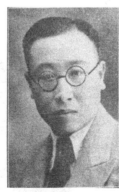

眼耳鼻喉科学、
皮肤花柳科学教授
张瑞琪先生

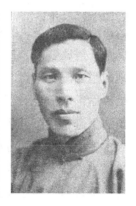

国文教授
姚维昆先生

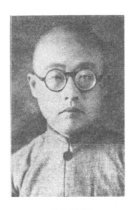

国术教授
许小鲁先生

施今墨重视学生对人体解剖、化验等西医基础知识和诊疗手段的掌握，以及中医临床实习。这为杨医亚走上中西汇通的革新之路奠定了良好基础。四年级时，学生在学院附属诊所或施今墨诊所跟随老师侍诊。施今墨等名医给学生详细讲解患者病情、辨证要点、处方原则和用药配伍特点。门诊结束后，老师会对当天重要病例进行系统分析，要求学生把当天病例分析记录积累成册，以作为学习的病案资料。杨医亚勤于积累病案资料。他将老师的病例分析、同学的提问和讨论都记于册中，不放

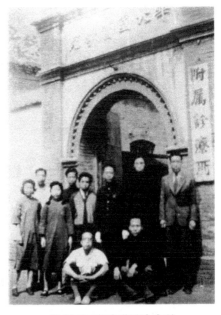

华北国医学院附属诊疗所

过一点可用材料，以便日后随手可稽。这也使他养成好动脑和好动手的学习习惯。

在校期间，杨医亚学习十分努力，每门功课的成绩都是优等。他十分喜欢黄帝内经、伤寒论、辨证诊治、医案学，以及西医的解剖学、诊断学和病理学等课程。读经典时遇到不懂的问题，杨医亚一定向老师求教。名师的点拨常使他茅塞顿开、恍然大悟。这为他之后的复兴中医之路奠定了基础。而他的最爱是针灸。学习期间，针灸名医吴彩臣、夏禹臣、牛泽华的授课，常使他着迷和神驰，从此他便对针灸产生了浓厚的兴趣。他发觉针灸貌似简单但学问很深，是一个开采不尽的知识宝藏。课后，他研读针灸古籍，如宋代王惟一的《铜人腧穴针灸图经》、金元时期滑寿（伯仁）的《十四经发挥》等。遇到不懂或有疑惑的地方，他便向3位针灸大家请教。因此，他在大学期间便得3位名医的真传，针灸学业有了长足的进步，也积累了一定的临床经验。

1938年夏，杨医亚从华北国医学院毕业，开启他人生的新篇章。

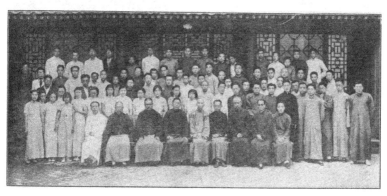

全院师生合影

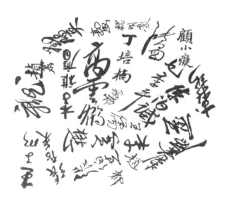

华北国医学院第四届部分毕业生签名

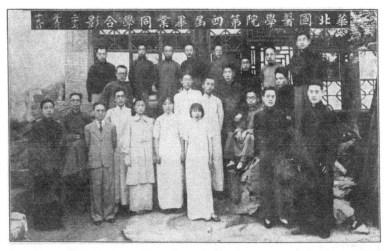

华北国医学院第四届毕业生合影

担任编辑

自西方医学传入中国之后，中国医学受到始料未及的冲击，特别是1913年北洋政府教育总长汪大燮公开宣言废止中医，

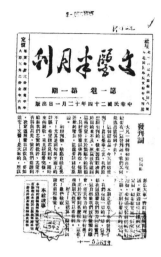

《文医半月刊》第 1 卷第 1 期

1929 年南京国民政府卫生部第一届中央卫生委员会提出《废止旧医以扫除医事卫生之障碍案》，使中医事业几近灭顶边缘，中医界的志士仁人莫不痛心疾首。

1935 年 12 月 1 日，在这样的大背景下，《文医半月刊》艰难创刊。该刊由施今墨主办，施氏入门弟子陈伯咸任社长兼主编，计魁英、岳强任编辑。该刊由华北国医学院文医半月刊社发行，社址在北平西城大麻线胡同八号，印刷方是万国道德会印刷部。撰稿者多为中医名家，如彭承祖（彭子益）、时逸人、徐恺、丁福保等。

但是该刊思想开放，认为在西学东渐的大环境下，"无论中医、西医，凡是其具体理论与实际治疗有效者，皆信任之。反之，摒弃不用也"。该刊表明的态度是应结束有关中医与西医科学与否等无谓的争吵，重点是在实际上推动医学的进步。

《文医半月刊》主要发表中医论文、医案，普及中医常识，联络中医同行研讨学术，设有"专著""论著""自由谈论""译作""医案""良方介绍""药物""医药问答""社讯"等栏目。

文医社题词

文而不医　病何由已
医而不文　庸治可鄙
亦文亦医　注哲阿奥
韩潮苏海　嗣响诸子
徒柳鳞爪　仰承失轨
强我中华　发扬此始

姚季英敬识

姚季英题词

注：此图为华北国医学院妇科学教授姚季英的题词。他对该刊的"文医"两字做了解读。同时，该刊又以半月刊的形式发行，故名《文医半月刊》。

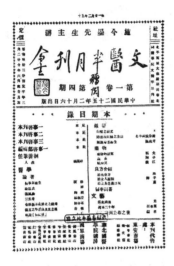
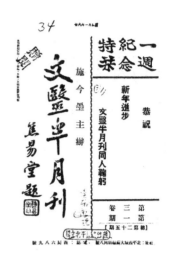

施今墨与中央国医馆焦易堂馆长挥毫为《文医半月刊》题签

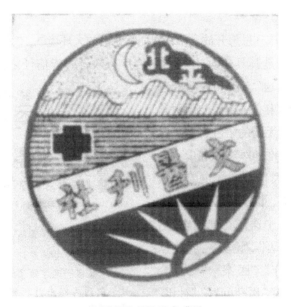

文医半月刊社徽章式样

1935 年，适逢《文医半月刊》招聘编辑，入学刚刚 1 年多的杨医亚成功应聘。这件平常的事，却改变了其人生轨迹。1936 年，在担任编辑的同时，其还兼任文医半月刊社总务主任一职。《文医半月刊》为他发挥文理才华和组织能力提供了舞台。他策划稿件时始终坚持施今墨制定的办刊方针，即"不拘门派，百家争鸣"。他常根据读者需求调整栏目建设，如增设"医论""施今墨治案例""杂文杂论""读者来信及回复"等栏目，使刊物办得有声有色、文医并茂，深受学院师生和各地读者的喜爱。其也常收到各地读者发来的赞扬信函。《文医半月刊》的发行量最高达 4000 余份，在国内中医杂志中独树一帜。与此同时，杨医亚还不断发表论文，阐述己见。他利用撰稿、约稿、组稿的机会充分发挥文学才华，并广泛结识北平名医、名人，既锻炼了组织和社交能力，又使自己的学识因此变得丰富、眼界因此变得开阔。

杨医亚任《文医半月刊》编辑

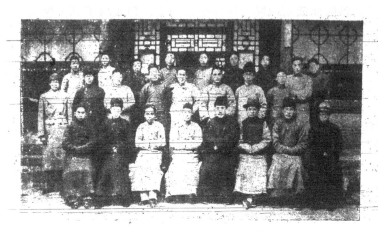

文医半月刊社全体同仁合影

華北國醫學院文醫半月
刊社簡章

編後瑣話

亞

像是很扼要的，任每期編了的時候，要向大家來説許多瑣碎話，就是我們要説的幾句話。現在就零零碎碎的寫在下面！

本刊與經濟上之關係，本刊之壽命延殘之一切，這實在是很可樂觀的，雖然如此，而我們社中同人等之精神永恆，以後無論如何艱難困苦，荊棘歧途，修葺扛箇去作，本看初皆去作了，我們自信本刊的生命絕無論如何要猶延殘喘的繼續下去，決不至中途天亡，這一點是我們要向大家來宜示的。

本刊編地園地，是絕對公開的，我們對于投稿者的熱忱，實是「視却委實」但資料夾序之先後，以本下芟糊所缺的需標華，不以收到稿件之先後庋次序，斬投稿者諒之。

本刊因投稿件太多，本期不能一一錄出，殊愰在下期的表，其中短處自然是在所難免，我們現在極力忙義處改進，同時斬諸君隨時指正。

《文医半月刊》书影

注：杨医亚以编辑的身份于《文医半月刊》第1卷第1期发表《编后琐话》。

卷頭語

隨便談談

楊益亞

誰都知道，我們國醫現今的地位是很危險的，但是推其原，乃我們自己無精誠之團結，五助之精神，以所致的。

看現在我國醫術優良的人，對人多很傲慢，同道人的多有妒忌的心理，都是各存私見，你不管我，我不管你，兩不相顧，使他人的醫術不能行于世以為快，總以利己害人，以致各走各的路，以致我國人不知自愛，自己太藐害了吾國醫界，若再不團結一致，我國醫術將要不能立足于社會了？

望我全校同學以及全國研究歧黃諸君，莫貪目前的利益與換四千年來之國醫不能進展，反而一日襄似一日，我國醫術將要于社會了？

並將本校研究醫學的新種子，藉本刊來散播到各地，其責任既然永遠站在時代的面前！

本刊已經聲明過，本刊之使命，是以切磋學術，聯絡感情，急起來改進國醫，罷國窒之戈，共起圖作對外之舉，使我國醫術永遠站在時代的面前！總要犧牲成見，急起來改進國醫，罷國窒之戈，共起圖作對外之舉，使我國醫術！

並此重大如此重大，決不是本社同人所辦得到，必須諸君合力的，那末，要想本校全體諸君合力的，那末，要想本校全體精妙的文字，來改良及整頓中國醫學之內容，使他能如告諸君，也是本社同人向諸君的要求！所諸君不要避免以上重大之責任！

年又一年的延續下去，使他能如告諸君，也是本社同人向諸君的要求！（完）

▲▲ 本刊顧問 ▲▲

楊叔澄先生　鄭伸廉先生
王季平先生
王宗瑞先生　鄔湘陀先生

本刊特約撰稿員

張存英　鄧念之　李和森　張大鶴
孟正行　顧西侯　張鴻籌　董宣方
王雪輯　王聖寧　馮詠芳　任愷民
何世英　邢期生
劉秉奇　　　　　　李儆

編輯部啓事一

特約慇稿員諸君大鑒本刊第二期業經出版所有第三期應用稿件

編輯部啓事二

投稿諸君大鑒今後惠稿時務請註明真姓及地址以便刊要為荷

《文医半月刊》书影

注：此图为杨医亚在《文医半月刊》第1卷第2期中所写的卷头语。文中指出了当时中医人士的一些弊病，并呼吁中医人要团结一致、目光长远、改进国医、复兴中医，同时希望贤人达士踊跃投稿。

发表文章

杨医亚作为《文医半月刊》的编辑，除负责栏目策划、联通组稿、加工校对等工作外，还笔耕不辍，几乎在该刊第1卷的每一期中都有杨医亚的文章（第 2 卷中也有少量文章发表）。其在文章中多用别号，如亚、一亚等。此时，杨医亚的重心主要在伤寒经方的学习上（之后才开始向针灸转移），故发表的文章多与伤寒经方有关。

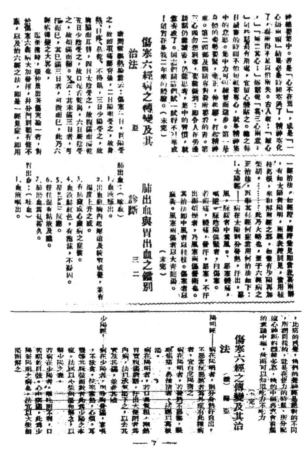

《文医半月刊》书影

注：杨医亚在《文医半月刊》第 1 卷第 1 期发表《伤寒六经病之传变及其治法》（并在第 2 期连载）。

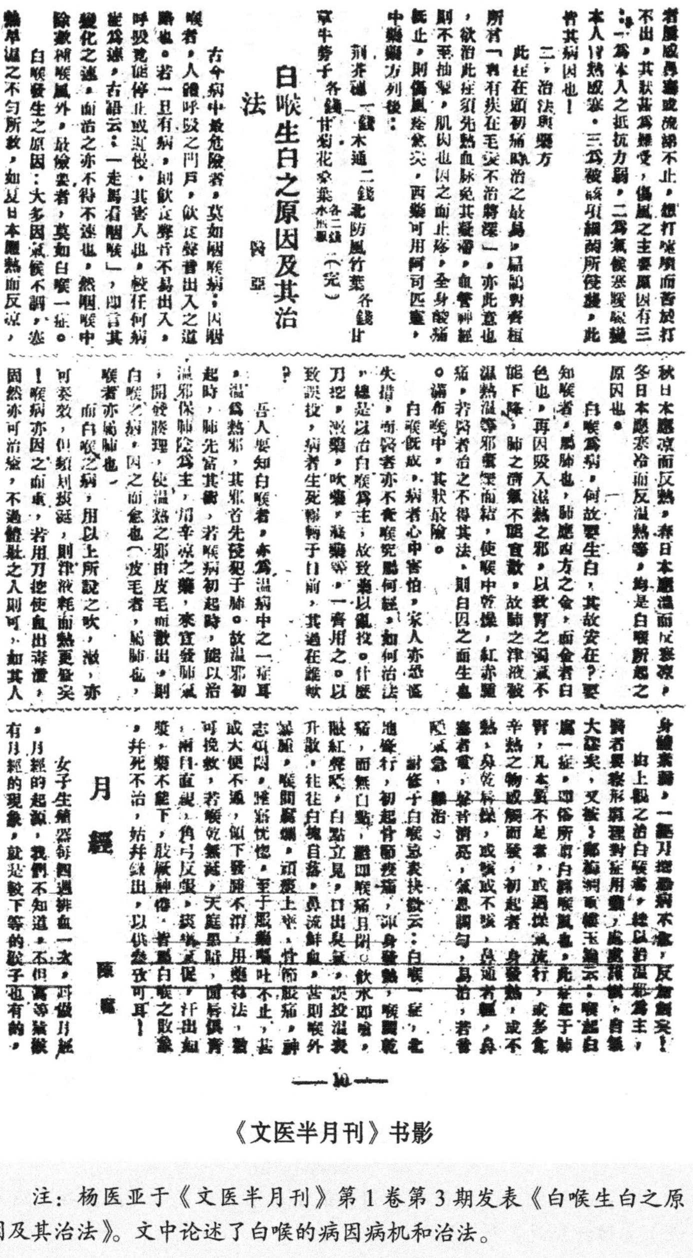

白喉生白之原因及其治法

医亚

秋日水愆旱潦而反热，春日水愆潦而反凉，由上焉之治白喉者，统以温热为主，厥有察形颜现对证药或温凉预调云。喉证之有白也，凡举例云云，起起于肺，或多食辛热之物或膏粱面毒，或感寒形窒其热，或风火炽热，或多食辛热，致喉窍窒结，则白喉生焉。

白喉为病，何故生白？要知喉者，肺脉也，肺脉为病，故其发在肺。

此证在头痛初起病治之最易，「初有疾在毛窍不治将深」，亦此意也。所谓「初在腠理须先针血脉免其蔓藓，血管神经低止。则伤风感愈炎，西药可用阿司匹灵。

二、治法与药方

荆芥穗、木通、老防风、竹菜、各三钱、甘草花、各二钱……

右今病中最危险者，莫如白喉病，因喉者人体呼吸之门户，欲延摄书出入之道。起时，肺先窒其窍，若喉窍初起时，故政温凉初……

吾人欲知白喉者，赤为温病中之一症耳……

月经

陈宏

女子生殖器每四周排血一次，时俗月经……月经的起源，我们不知道……

虚劳症宜防汗脱说

喉蛾痛（喉蛾）

伤寒六经形证法

阴阳

《文医半月刊》书影

注：杨医亚于《文医半月刊》第1卷第6期发表《虚劳症（应为证）宜防汗脱说》和《阴阳》两篇文章。

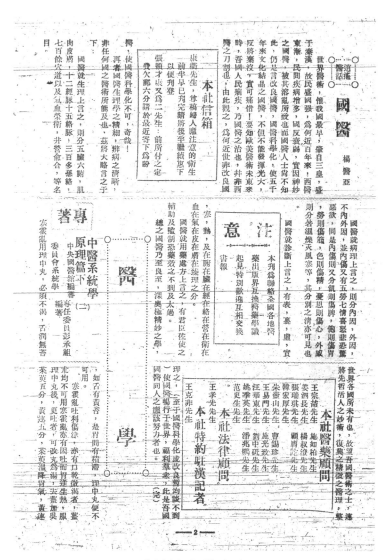

《文医半月刊》书影

注：杨医亚在《文医半月刊》第 1 卷第 7 期发表论文《国医》。这篇文章不仅表现出杨医亚复兴中医的伟大抱负，也是他日后成立的"国医砥柱社"之名字的由来。

精與身體之關係

夫精之為物也，並碶於氣血之變化，由此知精乃敷血液而變化成者也，但人在幼年之時，血液充足，為何無精汁因年劝之時筋骨強壯骨，故血液均輸運至經骨，以堅持身體各部發汗將完全之功，體中暫用血液較少，故血液除供窗身用之外，其餘之血液則輪行至外腎，由微血管滲入曲細精管，受命門火化而成精。

經曰：「氣歸精，精歸化，又精化為氣。」

經云：「二八腎氣盛，天癸至，精氣溢瀉，控陽和故能生子」精稿精形之小虫藏于睾丸之中（至于精虫形之可知，或永久生存，或不可知，能生活若干時期，而射入女性體內能生生未十時，而精虫若在精液中貯滿之時，亦自合影腦，亦反射作用，料動神料，起反射作用而發生雜念，故男子至二八之期漸漸知色慾至七八則肝氣衰弱，形體皆稿。

八八則精血供衰，精少，血已衰弱，筋不能動，天癸端，精者亦為人生輕發之原料，並精貯于睾丸中如發中之貯油，乃有限之物也，若人藏于青年之時，不知節慾，而亂施空洞則戕喪精狀態，甚至精竭血衰，漸至四肢無力，下元虛冷，體絡腰瘤，目眩頭眩「飲食減少，內熱咳吐血等病相糕孳生，而自己則以為先天不足，或謂神氣失宣生，或謂風寒者溫燥火之覆藏。

古云：「傷身之事非一，好色者必死」覺有此棒喝，可見精與身體關係之重要，望社會人民對于保精一事，萬勿輕視。

胃肺出血之鑑別診斷

李尚二

腎診病，凡出血場多者，均屬失血之額⋯但出血之原因與來源，各有不同，茲將胃肺二端出血之鑑別診斷列後。一、吐血者為胃之血也。患者先必有胃病之病狀。見有貧血之狀。或消化不良。或食積胃痛或嘔吐。因胃炎而將之胃潰瘍。或因糜爛而發之胃癌等。均能侵蝕胃內壁之黏膜血管。因久侵蝕被裂硬食管壁而致出血者。其血必突然流出。滿滿胃中而欲吐。則患者自覺胸中熱滿而欲吐。血必上行而由口鼻噴出矣。此胃之血多少無定。其色紫紅。內附有食物雜質。如用顯微鏡檢查之可見血球。血纖維。

《文医半月刊》书影

注：杨医亚在《文医半月刊》第1卷第7期发表论文《精与身体之关系》。

醫界應到農村去努力（一）

楊簡亞

遜鑑醫話

中國自古以農立國，農民是我國的重要分子，故欲強國，對農民下之疾苦，而現下之農民，以及帝國主義者之侵略，賊及地方苛捐重稅之征收，及天災流行之崩潰，使農村陷於崩潰惨之低落之收，農民地位日去，國家亦未能安居樂業，此分平非從醫藥上去實行不可！由此看來，救濟農村如何急急要知古之黃帝歧伯仲景等要，乃是救濟社會，故特效藥之利益益是該研究，然後再投药以治療，而此將疾病，各地之共匪，然彼於影響及治療工作，准除各地，亦未於那些醫藥之利益，愛受而堅持，如此將醫藥之利益，這伯之研究，要知何如我們將醫界同志們去袖充之過，而充醫學界之施療，乃可以去救濟農村，要知熱心之醫士，誠莫出於博愛的精神去接濟，另一方面可以促進大家努力之邁進，利益愈多，救濟农村之破產，待下來亦就是救濟我們自己了，究竟怎麼農村而不為呢？同志們爱知要怎樣，這便是救濟呀！

本社職員表

社長兼總務楊開祥　編輯陳伯誠　楊益亞　文審主任桂蔭濤
會計主任計魁元　交際主任岳強　出版主任王敏照

本社特約著者及醫藥顧問

朱蘊山先生　楊权澄先生　張瑞珉先生　顧鵬陛先生　王昌門先生　彭永祖先生
施如柏先生　范更华先生　施光致先生　劉中范先生　王宗長先生　姜润長先生
曹錫珍先生　汪華東先生　韓宏厚先生　葉楠泉先生　潘兆鵬先生
　　　　　　　　　　　　　　　　　　　　　　　桃峯英先生

王孝非先生　本社長年法律顧問
事務所　北平西城廣事伯街十一號　電話西局四七一

王克非先生　本社特約駐汉記者

本社社友通訊錄　凡入本社友均列

姓名	籍貫	通訊處
許勛郇先生	西陝石泉	國安士仁路大興九號
赵成棣	甘肅成縣	北平西城廿大中校簡民公寓

本刊投稿簡約

1. 凡趣味性之小說及文藝之著述常識翻譯等等富有興味者，均所歡迎。
2. 來稿須用墨筆繕寫清楚，並行直寫格式，其實名住址以便與通訊應由本社函件註明。
3. 稿件一律酌改稿代為潤改作者不願改者請預先聲明。
4. 來稿登載與否概不退還，投稿先聲明登載時將原作者及出版者聲明。
5. 稿無論登載與否一律有酌改權，不願改者請預先聲明。
6. 來稿投寄後現金背辭文具或本刊。
7. 刊物期與現金背辭文具或本社酌償。
8. 凡來稿請直接寄北平西城大蘆鼠胡同华北國醫學院文醫半月刊社編輯部收。

本社啟事（一）

凡以前訂閱本刊讀者對於本社法法律顧問均有，辦法外有從新辦法者本社商治。

本社啟事（二）

本刊為紀念科專號起見，凡五月一日出版第二期，醫料專號起見特別歡迎各種著述。

本社啟事（三）

本刊為專科醫藥知識起見，特別歡迎各地著述田與界互相交換術報。

▲附刊本社一字樓以龜墨潔，許郵政素閱本刊讀者於信封上注明「文醫」二字。

《文医半月刊》书影（1）

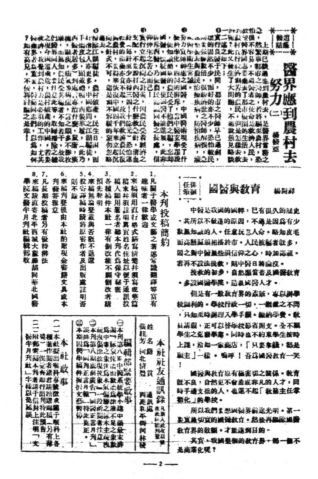

《文医半月刊》书影（2）

注：编辑《文医半月刊》期间，他发现来信最多的读者是乡镇中医。杨医亚从信中知道他们渴望从这本杂志中得到名医的指导和点拨，从而提高医治水平。他认为，泱泱中国，人口4亿多，中医杂志却区区几家，且印量很少，价格又贵，极难满足广大乡镇中医求知的愿望；况且中医杂志文字古奥，医理学术论文为其主要内容，也不利于乡镇医生阅读，故难以帮助他们充实理论、提高医术。于是，杨医亚在《文医半月刊》第1卷第8期发表了《医界应到农村去努力》一文（并在第9期连载），文辞激昂，体现了杨医亚的精诚之心、报国之志、忧民之情。

自由談論

▽▽論國醫國藥之關係▽▽

楊醫亞

國醫處今農村破產，民生凋敝，內憂外患疊劣之現狀，實是危險萬分，而今之西醫，更乘其機實行摧殘國醫之手腕，言國醫之陰陽五行六氣，表裏虛實，均是玄妙之華，妄言炫人，無濟于事，不合乎科學化，此亦恐國醫醫理之顯著者也，國醫何能藥癒而用哉！

析之，則其藥之性，味，氣無形中即累缺乏，用之再врач治病，恐多不相宜，故國藥非國醫之用法，來配合治病不能立見奏效，此亦國藥藥理之顯著者也。

國醫與國藥實如唇齒之相關，若唇亡則齒寒，即國醫藥亡，則國藥亦隨之而廢，故國醫即國藥著之功效，若無國藥來段法亦隨用，則亦成無效之物矣，至于國醫之治病，亦有規則，必先辨明陰陽表裏虛實，然衛氣血，若屙亡則……

西醫嫉妒國醫，總是言國醫可廢，國醫藥不備豪，故知國醫之用藥，是本其藥之性，味，氣及天地間完全之氣，而配合之始能治療疾病，立見功效，顯如桴鼓，若西醫將其提煉之，分六輕三焦等邪之深淺，其次邪新用藥之氣……

亦黃疸子弹，內欺于心，外欺于人，讵作帝國主義之走狗，甘心作亡國之奴隸，實之痛恨！

吾非排斥西醫，恐將來國粹（國醫與國藥）滅亡，所有藥物器具捆輻外國之供給，使西醫倡行于中國，亦即吾人之生命交于外人之手中，設萬一交断絕，或戰事爆發，則吾人垂治療疾病之醫藥器具，無有來路，則吾人垂能超駕于西醫之上也。

此時，雖不亡于貧寒，勢必坐亡于疾病。思之勿令人痛心寒慄。今不恐日視國粹滅亡，並爲救國強種計，發揚國醫妙術，始來校訂一偏之見，肯從附和，並欲使國粹同道者團結一心，共同奮勉，迎頭苦幹，吾決不信國醫不能超駕于西醫之上也。

《文医半月刊》书影

注：当时正是中医内忧外患之际，杨医亚于《文医半月刊》第1卷第8期发表《论国医国药之关系》一文，探讨了"废医存药"的问题，提出了国医国药的关系犹如"唇齿"，唇亡则齿寒，并强调并非排斥西医，但如果中医毁灭，国人将面临严重后果。其还在文末写下"吾绝不信国医不能超驾于西医之上也"，表明决心和抱负。

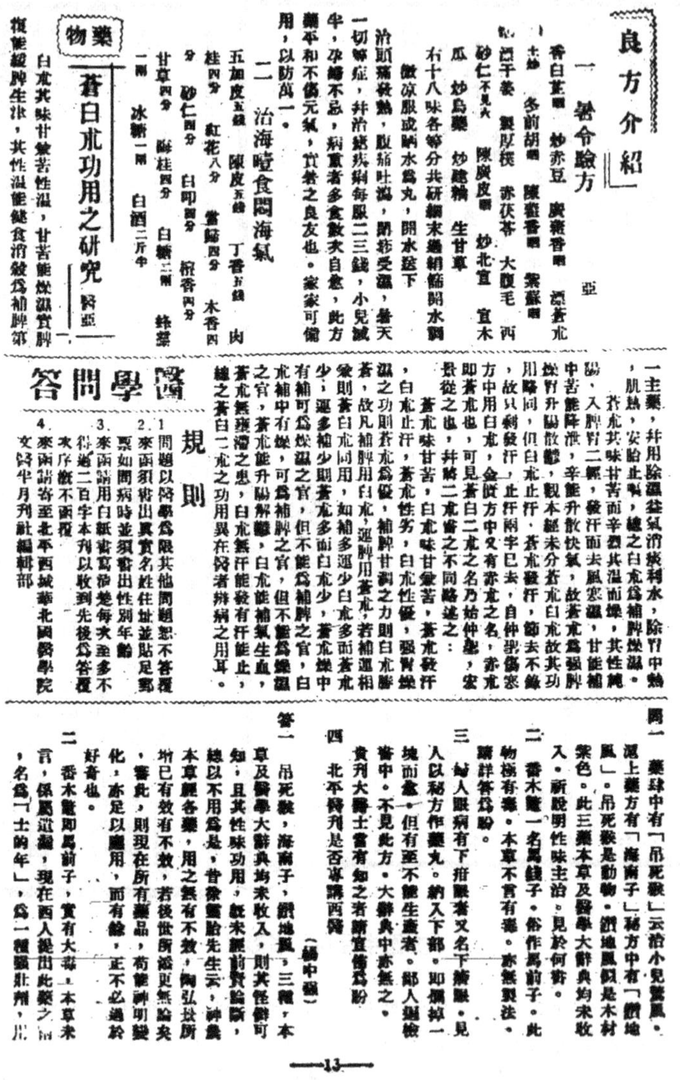

良方介紹　　亞

一　暑令驗方

香白芷一錢　炒赤豆　廣藿香一錢　漂蒼朮土炒　多前胡一錢　陳藿香一錢　紫蘇一錢　泡干姜　製厚樸　赤茯苓　大腹毛　西砂仁不見火　陳廣皮一錢　炒北宣　宣木瓜　炒烏藥　炒建神　生甘草

右十八味各等分共研細末過絹篩開水調微涼服或開水為丸，開水送下治頭痛發熱，腹痛吐瀉，暑天受濕，小兒感冒一切等症，并治瘧疾痢每服二三錢，小兒減半，孕婦不忌，病重者多食數次自愈，此方藥平和不傷元氣，實暑之良友也。家家可備用，以防萬一。

二　治海噎食悶海氣

五加皮五錢　陳皮五錢　丁香五錢　肉桂四分　紅花八分　當歸四分　木香四分　砂仁四分　白叩四分　檀香四分　甘草四分　肉桂四分　白糖二兩　蜂蜜一兩　冰糖一兩　白酒二斤半

藥物

蒼白朮功用之研究　　醫亞

一、白朮其味甘微苦性溫，甘苦能燥濕實脾復能緩脾生津，其性溫能健食消穀為補脾第一主藥，并用除濕益氣消痰利水，除胃中熱，肌熱，安胎止嘔，總之白朮為補脾燥濕。蒼朮其味甘苦而辛烈，其溫而燥，其性純陽，入脾胃二經，發汗而去風寒濕，甘能補中，苦能降泄，辛能升散快氣，故蒼朮為強脾燥胃升陽散鬱，觀本經未分蒼朮白朮故其功用略同，但白朮止汗，蒼朮發汗，節去不錄，故只剩發汗，止汗兩字已去，自仲聖傷寒方中用白朮，金匱方中又有赤朮之名，赤朮即蒼朮也，可見蒼白二朮之名乃始仲聖，宏景從之也，并將二朮皆之不同略述之：

蒼朮味甘苦，白朮味甘微苦，蒼朮發汗，白朮止汗，蒼朮性劣，白朮性優，強胃燥濕之功則蒼朮為優，補脾甘潤之力則白朮勝蒼，故凡補脾用白朮，運脾用蒼朮，若補運相兼則蒼白朮同用，如補多運少白朮多而蒼朮少，運多補少則蒼朮多而白朮少，蒼朮燥中有補可為燥濕之官，但不能為補脾之官，白朮補中有燥，可為補脾之官，但不能為燥濕之官，蒼朮能升陽解鬱，白朮能補氣生血，蒼朮無壅滯之患，白朮無汗能發有汗能止，總之蒼白二朮之功用異在醫者辨病之用耳。

醫學問答

規則

1. 問題以醫學為限其他問題恕不答覆
2. 來函須書出真實名姓住址並貼足郵票如問病時並須書出性別年齡
3. 來函請用白紙書寫清楚每次至多不得過二百字本刊以收到先後為答覆次序概不函覆
4. 來函請寄至北平西城華北國醫學院文醫半月刊社編輯部

問一　藥肆中有「吊死鬼」云治小兒驚風。湿上藥方有「海南子」秘方中有「鑽地風」。吊死鬼是動物。鑽地風似是木材紫色。此三藥本草及醫學大辭典均未收入。祈說明性味主治。見於何書。

二　香木鼈一名馬錢子。俗作馬前子。此物極有毒。本草不言有毒。亦無製法。請詳答為盼。

三　婦人眼病有下疳眼者又名下疳眼。見人以秘方作藥丸。納入下部。即濕掉一塊而愈。但有至不能生產者。鄙人翻檢書中。不見此方。大辭典中亦無之。

四　北平醫刊是否專講西醫　貴刊大醫士當有知之者請宜備為盼

答一　吊死鬼，海南子，鑽地風，三種，本草及醫學大辭典均未收入，則其怪僻可知，且其性味功用，既未經前賢論斷，總以不用為是，昔徐靈胎先生云，神農本草經各藥，用之無有不效，陶弘景所增已有效有不效，若後世所添更無論矣，審此，則現在所有藥品，苟能神明變化，亦足以應用，而有餘，正不必過於好奇也。（楊中醫）

二　香木鼈即馬前子，實有大毒，本草未言，係屬遺漏，現在西人提出此藥之[illegible]，名為「士的年」，為一種興奮劑，

—13—

《文医半月刊》书影

注：在《文医半月刊》第1卷第8期中，杨医亚发表了《苍白术功用之研究》一文，并在“良方介绍”中介绍两个方药。

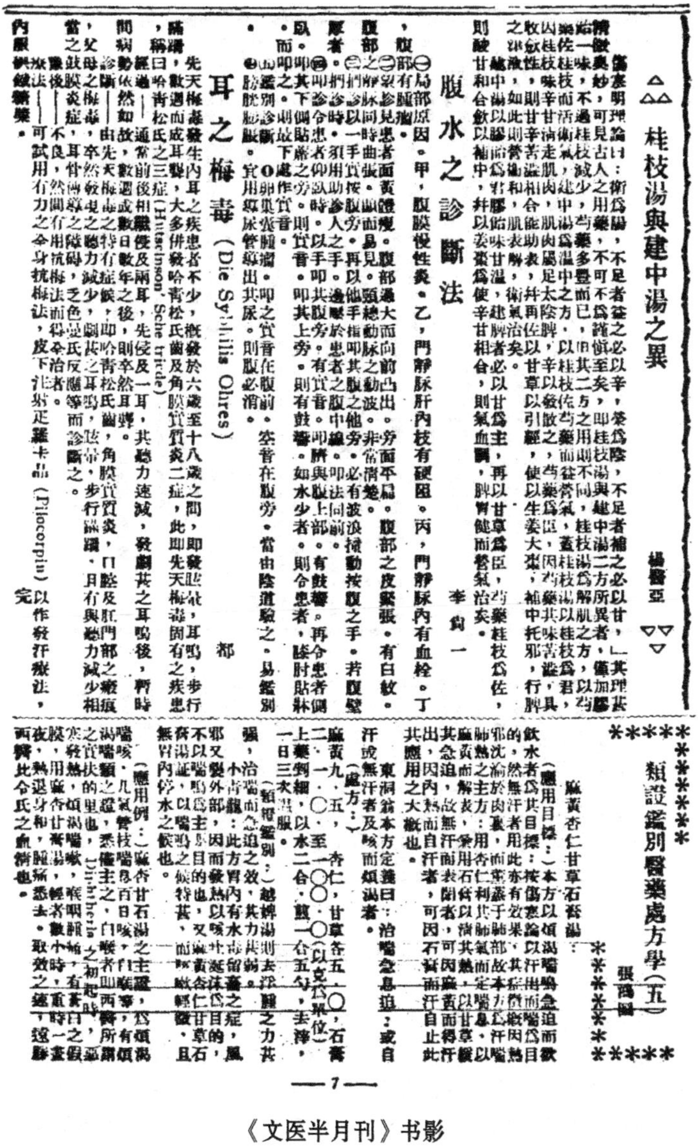

△△ 桂枝湯與建中湯之異 楊醫亞 ▽▽

腹水之診斷法 李尚一

耳之梅毒 （Die Syphilis Ohres） 都

＊＊＊＊＊ 類證鑑別醫藥處方學（五） 張贊臣 ＊＊＊＊＊

—— 7 ——

《文医半月刊》书影

注：杨医亚在《文医半月刊》第1卷第10期发表论文《桂枝汤与建中汤之异》。

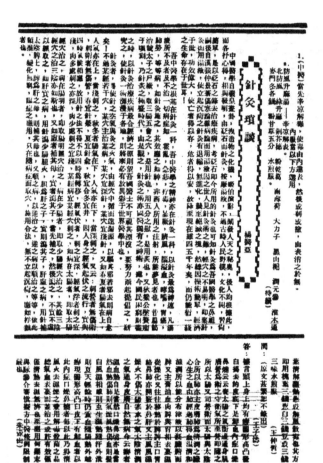

《文医半月刊》书影

注：杨医亚在《文医半月刊》第 1 卷第 11 期发表《针灸琐谈》一文。自此，杨医亚的研究重心开始从伤寒经方向针灸转移。文中道："吾中医学之根基在针灸一科，吾中医学之精神亦在针灸一科，以针灸最为神速……处今国民困穷财尽之时，以针灸治疗疾病最合经济之原则，望吾国医士不可视其湮没，要努力亟起提倡之、研究之，使针灸一术弥漫于各地，则将来必有放异彩于世界医学中也。"这也是杨医亚之后创办针灸杂志和函授班的初衷。

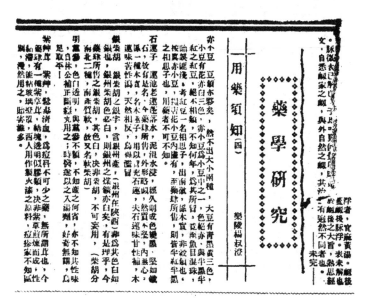

《文医半月刊》书影

　　注：杨医亚在《文医半月刊》第2卷第4期发表《读伤寒脉浮紧不发汗因致衄者麻黄汤主之书后（一）》一文。

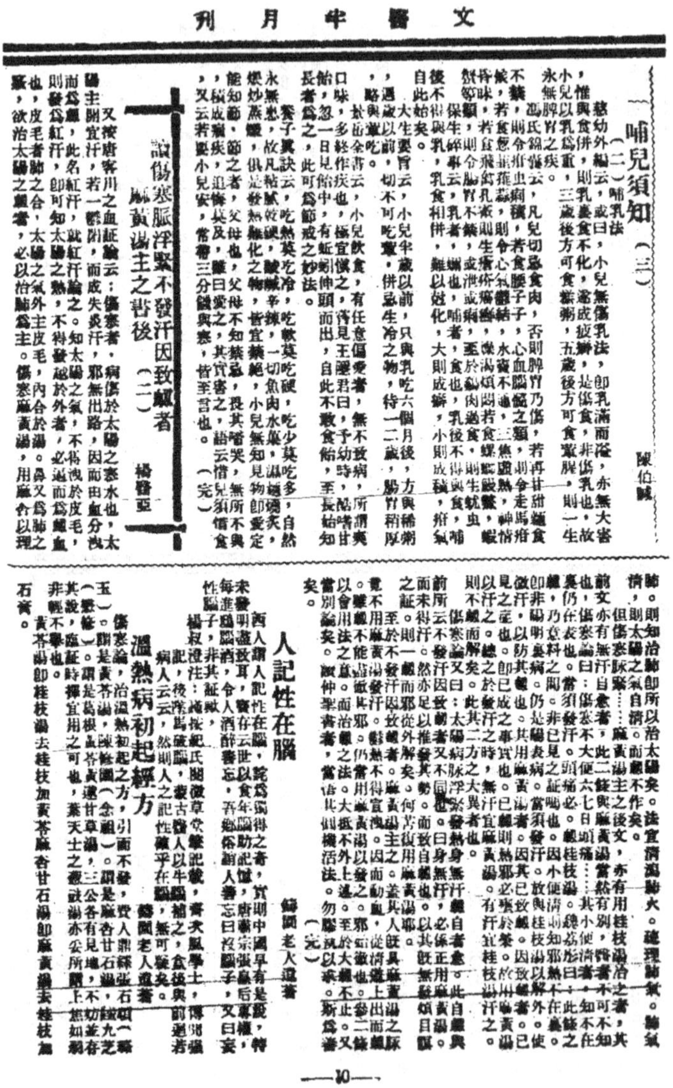

文醫半月刊

哺兒須知（三） 陳伯誠

讀傷寒脈浮緊不發汗因致衄者麻黃湯主之書後（二） 楊醫亞

又按唐容川之血證論云：傷寒者，病傷於太陽之寒水也，太陽主開，宜汗，若一鬱閉，而皮失發汗，邪無出路，因而由血分洩而爲衄，此名紅汗，就紅汗論之。知太陽之氣，不得洩於皮毛，則發爲紅汗，即可知太陽之熱，不得發越於外者，必逼而爲衄血也，皮毛者肺之合，太陽之氣外主皮毛，內合於肺。鼻又爲肺之竅，欲治太陽之衄者，必以治肺爲主。傷寒麻黃湯，用麻杏以理

人記性在腦 歸國老人遺著

溫熱病初起經方 歸國老人遺著

—10—

《文医半月刊》书影

注：杨医亚在《文医半月刊》第2卷第5期发表《读伤寒脉浮紧不发汗因致衄者麻黄汤主之书后（二）》一文。

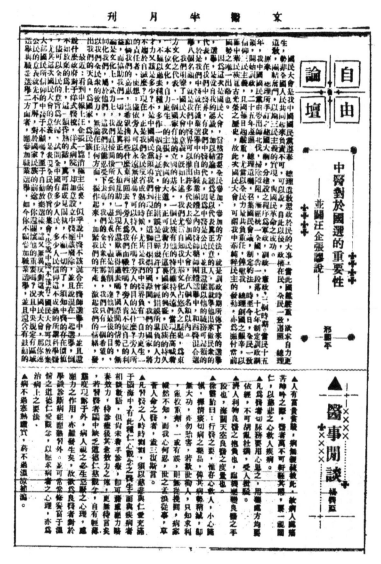

《文医半月刊》书影

注：杨医亚在《文医半月刊》第2卷第6期发表《医事闲谈》一文。文中重点对医德进行了讨论。

《文医半月刊》中的"良方介绍"栏目，是杨医亚的"常驻地"，这对他之后创办《验方集成》月刊和对诸多民间中医疗法的著述有重要意义。

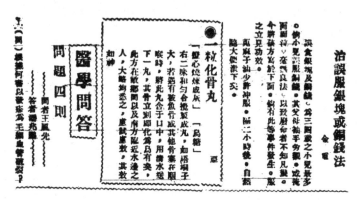

《文医半月刊》书影

注：在《文医半月刊》第1卷第3期"良方介绍"中，杨医亚介绍"一粒化骨丸"。

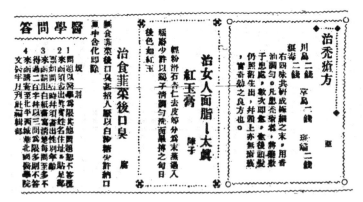

《文医半月刊》书影

注：在《文医半月刊》第1卷第4期"良方介绍"中，杨医亚介绍"治秃疮方"。

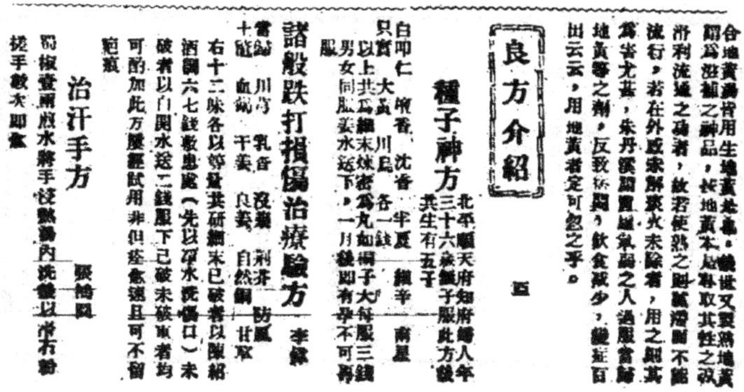

良方介紹

種子神方

北平順天府知府婦人年三十六歲無子服此方後共生有五子

白叩仁 廣木香 沈香 半夏 細辛 南星

只實 大黃 川烏 各一錢

以上共爲細末煉蜜爲丸如桐子大每服三錢

男女同服薑水送下，一月後即有孕不可再服

諸般跌打損傷治療驗方

治汗手方

《文医半月刊》书影

注：在《文医半月刊》第1卷第6期“良方介绍”中，杨医亚介绍“种子神方”。

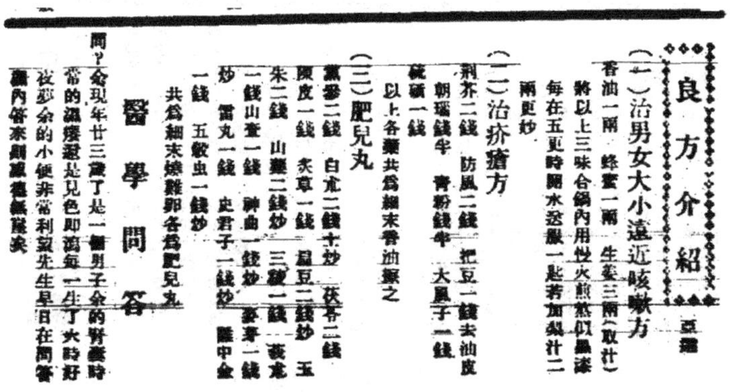

良方介紹

(一)治男女大小遠近咳嗽方

香油一兩 蜂蜜一兩 生薑三兩(取汁)

將以上三味合鍋內用慢火煎熬似黑漆

每在五更時開水送服一匙若加梨汁二兩更妙

(二)治疥瘡方

荊芥二錢 防風二錢 巴豆一錢去油皮

朝瑙錢半 青粉錢半 大風子一錢

硫磺一錢

以上各藥共爲細末香油擦之

(三)肥兒丸

醫學問答

《文医半月刊》书影

注：在《文医半月刊》第1卷第9期“良方介绍”中，杨医亚介绍“治男女大小远近咳嗽方”“治疥疮方”“肥儿丸”。

治乾癣之特效良方

良方介绍

1. 治血崩良方
播人血崩及年老月經散血不斷，可用胡桃隔即胡桃肉闊之隔七錢黃服即愈。

2. 又力
用胡桃殼翻煎下二兩正中間者盈最佳，洗碎煎水服外疳效。

甘草和碱如水煎熟，用布蘸濕搽于患處，擦熟蝦虹後，再將狗刺芽（鄉間俗名乃在地上長之野草）霍於手中使之出水貼于患處，如此法有四五次即見奇效爲無一失。

2. 又法以大棗尖劈碎證于盌量內用火燃燒待一半時短以物將棗盡到重行拿開，其盌底必有一層墨粘汁，速將此汁搽于患處盡散失即愈。（搽後勿使冷）

《文医半月刊》书影

注：在《文医半月刊》第1卷第10期"良方介绍"中，杨医亚介绍"治干癣之特效良方"。

治疗疮妙法

戒烟神效方

良方介绍 选辑

取孩童便出之蛔蟲，百者最佳，不必用水洗，蛔蟲末拭去其身上之穢物，于瓦上炙存性，研細末擦于瘡中勿令浅氣，治療蓄毒黃腫水腫三四盌即愈，如有活血者搗爛發于瘡却起立消。

甘草八兩川貝母并桔梗地丁四兩，用水五味用清水六斤煮至一半，用白布濾汁去滓，再用赶缸糖一斤，用木火熬濃，成膏用碗收贮。

服法——每日食藥膏三錢，照每時吸烟頓數分服用，開水冲下，每次吸一錢膏三天加人生烟八分。第四五天加人生烟一分。第七八九天加人生烟四分，第十一十二天加人生烟六分，第十三十四十五天加人生烟二釐，第十六至廿六天加人生烟自斷。（其吸烟太大者於此比例加減，在此戒烟勿內最忌房事及食醎辣之味。）

《文医半月刊》书影

注：在《文医半月刊》第1卷第11期"良方介绍"中，杨医亚介绍"治疗疮妙法"和"戒烟神效方"。

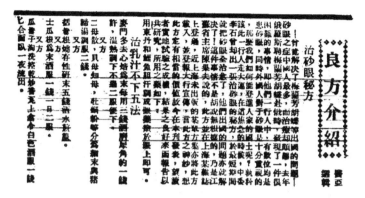

《文医半月刊》书影

注：在《文医半月刊》第1卷第12期"良方介绍"中，杨医亚介绍"治砂（应为沙）眼秘方"和"治乳汁不下五法"。

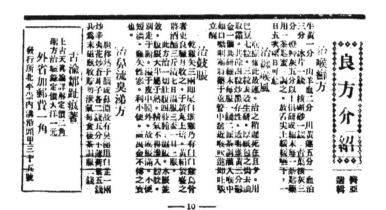

《文医半月刊》书影

注：在《文医半月刊》第2卷第2期"良方介绍"中，杨医亚介绍"治喉癣方""治缠喉风""治鼓胀""治鼻流臭涕方"。

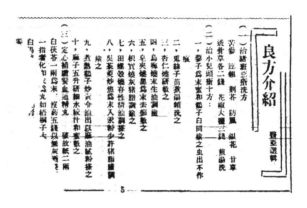

《文医半月刊》书影

注：在《文医半月刊》第 2 卷第 6 期"良方介绍"中，杨医亚介绍"治诸班（疑为斑）恶疮洗方""治小儿头疮十方""定心补虚养血通精丸""治砂（应为沙）眼特效方（缺）"。

复兴之路——创办社刊，兴办函授

复兴之路伊始

1936年下半年，杨医亚当时还在读三年级。他怀着一腔热血，为了复兴中医、以医救国，于是辞去文医半月刊社总务主任及编辑工作，开启了"创办社刊，兴办函授"的复兴之路。

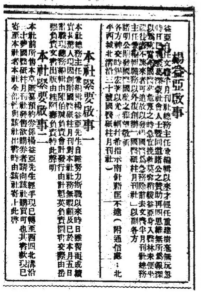

《文医半月刊》书影

注：杨医亚于《文医半月刊》第2卷第10期发布启事。文中道："益亚自任文医半月刊社总务主任兼编辑以来，才轻任重，建树毫无……深蒙社会人士暨同道诸公之赞助，再四思维，无所为报，深以为疚。当今国医兹危发之时，急宜挽救，莫容稍缓，益亚身入医林，未便坐视，往者不谏，来者可追，故以发扬国医为急务，除辞去文医半月刊社总务主任兼编辑职务以外，复创办'国医砥柱月刊社'，以副各方。诸明公阐发国医国药之雅望，敬祈。各方神交，时锡宏著，以光□（佚失）幅，并希指示南针，藉匡不逮。"

建立国医砥柱社

国医砥柱社是专门为发展中医药学术，出版、推广《国医砥柱》杂志而成立的学术团体组织。随着反击"废止旧医案"的胜利，北平中医药进入了快速发展时期。为发展中医药学术、复兴中医，以杨医亚为代表的华北国医学院学生怀着对中医药学的挚爱，联络了北平乃至全国的知名中医药学者，组织建立了国医砥柱社。国医砥柱社成立后，出版了《国医砥柱》杂志，并在国内外建立了多个分社，以推广中医药学术。其在全国乃至世界都有较大影响力。

国医砥柱社成立后，建立了由钱今阳任董事长，施今墨、陆渊雷、陈存仁、朱小南、叶橘泉、朱鹤皋、张赞臣、杨医亚、时逸人、王硕如、秦伯未、随翰英、周岐隐、钱玄公、钱宝华、张静霞等任董事，高鉴如任董事会秘书的"国医砥柱总社董事会"。在杨医亚先生和其他核心组织者的领导下，该社制定了一系列切实可行的章程和奖励制度，措施得当，管理有方，逐步在海内外设立了200多个分社，大量吸收分社社员。加之核心组织者们在全国中医药界的崇高威望，亦使国医砥柱社不断发展壮大。1939年，其在日本成立了总分社，下设若干分社。自此，国医砥柱社成为北平地区拥有社员最多、建立分社机构亦最多的中医学术团体。

姓名	籍貫	職別	履歷
錢今陽	江蘇	董事長	歷任中央國醫館名譽理事編審委員江蘇省國醫分館秘書主任兼編輯委員會主任委員武進縣政府中醫檢定委員會國醫藥教育社教材編纂委員
施今墨	浙江	董事	歷任中央國醫館副館長華北國醫學院院長
陸淵雷	江蘇	董事	歷任中央國醫館理事前上海國醫學院教務主任
陳存仁	江蘇	董事	歷任中央國醫館理事
朱小南	江蘇	董事	歷任上海市國醫公會監察委員新中國醫學院院長
葉橘泉	江蘇	董事	歷任中央國醫館名譽理事兼編審委員蘇州國醫學院醫務主任
張贊臣	浙江	董事	歷任中央國醫館名譽理事兼編審委員上海中醫學院院長
朱鶴皋	江蘇	董事	歷任國醫砥柱總社社長中國針灸學社社長
楊醫亞	河南	董事	歷任中央國醫館名譽理事兼編審委員上海醫界春秋社主席中國針灸學社社長
時逸人	江蘇	董事	歷任中央國醫館理事山西中醫改進研究會理事兼編輯主任復興中醫社社長
王碩如	江蘇	董事	歷任中央國醫館事理江蘇省國醫館館長
秦伯未	上海	董事	歷任中央國醫館事理內政部中醫資格審察委員會委員
隨翰英	南京	董事	歷任中央國醫館常務理事
周岐隱	浙江	董事	歷任鄞縣中醫公會執行委員上海國醫公會整理委員
錢玄公	江蘇	董事	歷任上海中國醫學院新中國醫學院中華國醫專科學校教授
錢寶華	江蘇	董事	歷任上海國醫分館名譽董事中國女醫學社社長
張靜霞	浙江	董事	歷任江蘇國醫分館名譽董事中國女醫學社副社長曾總編輯
高鑑如	江蘇	董事會秘書	歷任中國女醫學社文書主任兼女醫月刊編輯上海復興中醫專科學校秘書

《国医砥柱》书影

注：此图为《国医砥柱》第3卷第3期发布的《国医砥柱总社董事会全体董事台衔》。此时，杨医亚还任中国针灸研究所所长、中国针灸学社社长。

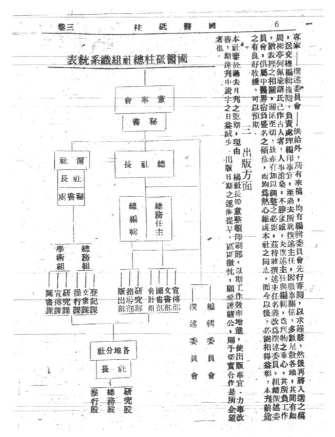

《国医砥柱》第 3 卷第 4 期发布的《国医砥柱总社组织系统表》

一、国医砥柱社的成立时间

国医砥柱社的成立时间应为 1936 年 11 月 16 日，早于《国医砥柱月刊》（后更名为《国医砥柱》）的开办时间。有两个证据可以证明：第一，《国医砥柱》第 1 卷第 3 期发布的《本社征求图书启事》言："敝社自二十五年十一月十六日宣告成立以来，迭承全国各机关暨各界人士之扶植。"第二，1938 年《国医砥柱》第1卷第11期、第12期合刊发布的《本社紧要启事》说："流光如驶，曾几何时，本社成立，瞬届二周，本社月刊发行以来，行将一周。"由此可知，国医砥柱社的成立时间应为1936年11月16日。

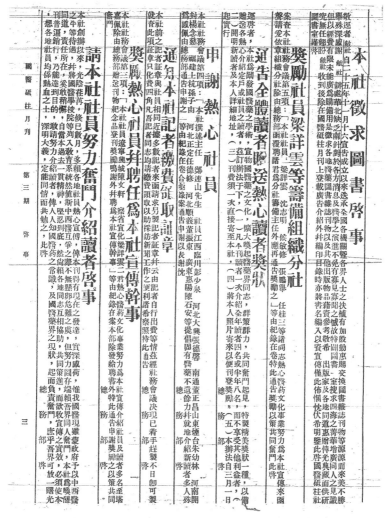

《国医砥柱》第1卷第3期发布的《本社征求图书启事》

《国医砥柱》第 1 卷第 11 期、第 12 期合刊发布的《本社紧要启事》

二、国医砥柱社成立的目的

关于国医砥柱社成立的目的，《国医砥柱月刊》第 4 期《国医砥柱月刊创刊纪念序》对此有评价："杨君医亚，本社社长……痛国粹之沦灭，伤利权之外溢，关心国运，竭力扶危，支大厦之将倾，挽狂澜于既倒，乃联合诸同志，组织国医砥柱月刊社，拔足纷华，寓目昭旷，闭蛰轰雷，当头棒喝，诚所谓作中流之砥柱，挽既倒之狂澜者也。"

《国医砥柱月刊》第4期发表的《纪念序》

三、入社流程及社员权利

（一）入社须填写志愿书

凡欲加入国医砥柱社者均须填写《国医砥柱社入社志愿书》，标明立志愿书人。志愿书大致内容如下：今有志研究国医药学术，赞成贵社宗旨，愿加入为社员，共同研究，以期完成医界之伟大任务。兹遵章缴纳入社费一元五角，常年会费三元，附上报名单一纸、相片二张（无相片亦可），祈查收注册并将证书、证章、收据等先行寄下，所赠刊物及享受一切请按期寄下为荷，此致！附入社报名单一纸，内容包括姓名、性别、年龄、籍贯、职业、介绍人、简明履历、详细通信处。

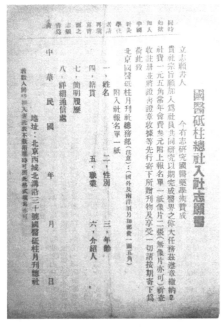

《国医砥柱总社入社志愿书》

（二）入社手续

1. 资格：凡对于医药有研究兴趣而文理通顺，品行端正，赞成本社宗旨者均得加入为本社社员。

2. 报名：欲加入本社须将姓名、年龄、性别、籍贯、现在职业、详细通信处写明，函寄本社，以备查考。

3. 纳费：入社时须纳入社费洋一元，常年会费一元，一并缴齐，由本社发给社员证书后即为正式社员。

（三）社员权利

1. 赠刊：本社出版《国医砥柱》月刊，定价全年一元一角，社员得享受赠阅之利益。

2. 证章：本社赠送社员佩挂证章一枚。

3. 照片：社员入社时可将本人最近照片交于本社，本社为之义务制片，并登于本社发行之刊物上，俾社员可互通声气，有相应相求之便，无孤陋寡闻之憾也。

4. 疑难：社员如有疑难问题时，本社予以刊登在"读者园地"内答复。

5. 发表：社员对于国医药研究如有心得，可在本社发行之刊物上发表，若有特别有价值著作时，本社可代为出版，以便普及社会。

6. 优待：社员购买本社出版及代售书籍得享特别折扣，以示优待。

本社擴大徵求社員及讀者啟事

逕啟者本社自宣佈成立迄今僅三月有餘而各地醫藥同志踵來函
紛紛加入殊甚蹋躍曝深為慶幸之至但為擴大發展國醫藥學起見尚希
各地熱心醫藥同志踵躍踴參加或為社員或為讀者以期群策群力共同
努力邁進是所企盼此啟

社員入社及讀者定刊須知：

（甲）、社員

（一）入社手續

〔一〕資格　凡對于醫藥有研究與趣而文理通順品行端正贊
成本社宗旨者均得加入為本社社員

〔二〕報名　欲加入本社須將姓名年齡性別籍貫實現在職業詳
細通信處寫明函告本社以備稽查考

〔三〕納費　入社時須納入社費洋一元常年會費一元一併繳
齊由本社發給社員証書後即為社員（南洋
或國外須另加郵費即一元四角香港七角
社員）

（二）社員權利

〔四〕証章　本社贈送社員佩掛証章一枚

〔五〕贈刊　本社出版國醫砥柱月刊定價全年一元一毛社員
得享受贈閱之利益

〔六〕照片　社員入社時可將本人最近照片交于本社為之義
務製片登于本社發行之刊物上俾社員可互通聲
氣以增相互聯絡之便

〔七〕疑難　社員如有疑難問題時本社予以登刊答覆之便無
孤兩算開之慮也

〔八〕發表　社員對于國醫藥研究如有心得可在本社發行之
刊物上發表若特別有價值著作時本社可代為出
版以便普及社會

（九）優待　社員購買本社出版及代售書籍得享特別折扣以
示優待

（十）獎勵　1.社員熱心為本社服務者分下列獎勵之
2.介紹社員三人至五人者贈送紀念品及登刊
3.介紹社員六人至十人者贈送刊物紀念品暨
登刊
介紹社員十人以上者贈送刊物

（三）獎徵條理

紀念品暨登刊獎勵社員宣傳獎勵
物品為介紹社員聘任十八人至三十五人以上者
名譽聘為本社宣傳幹事並其他醫藥書籍雜誌讀
物有惠者或違本社名譽者得除

（十一）懲戒
1.社員有違本社宗旨或破壞本社名譽者得除
名
2.社員被聘為本社宣傳幹事或職幹事有惡意
之辦法（其辦法臨時會議決定之）

（乙）讀者

〔一〕手續

1.定閱本刊月
角郵寄費在內
角香港照國外減半
2.讀者或本社出版書籍得特別折扣以便普

〔二〕權利

1.讀者有疑難問題時本社予以登刊答覆
物對于國醫藥研究之刊物出版之刊物得特別折扣以
2.讀者或本社出版書籍得特別折扣以示優待

社員注意

特別優待本社社員通告

特此通告來
五部分之一準六角
茲此通告本社發行本草綱目一書原價三元實售
部分之元六角
此分通告須註明社員証章號數否則寄國外郵費
半國內八角
發行部啟

国医砥柱社社入社手续及社员权利

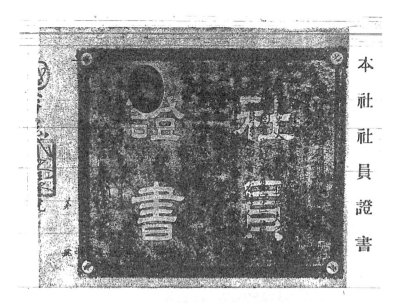

社員證書

本社以闡發國醫國藥之學術期華夏
神醫發揚光大浦雪東亞病夫之恥辱
恢復民族固有之健康爲宗旨茲有
武立程社員係山西省太谷縣人現年
三十二歲贊同本社宗旨願遵章加入研
究業經本社總務部審查合格確與社
章相符除登記名冊外應給予入社證
書以資證明此證

北京國醫砥柱總社

社長 楊醫亞

中華民國三十年一月　日

國字第陸貳玖貳號

第 6292 號

国医砥柱社社员证书

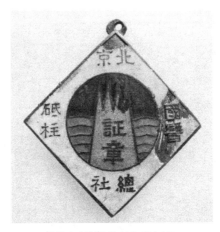

国医砥柱社社员佩挂证章

四、国医砥柱社组织分社章程

1.宗旨：本社为完成以科学方法整理中国医学发扬光大成为世界医药学术之大使命，必须推动全国医药界一致奋起，故组织分社，使各省、市、县、镇之医药同志得吸收外来之新学术，增进研究之收获，而普及新医学术，以资联络协助总社而谋医药事业之改进为宗旨。

2.区域：凡各省、市、县、镇均得设立分社。省、市分社须有六十人以上，县分社须有三十人以上，镇、乡分社须有十五人以上，方能成立，人数愈多愈佳。

3.资格：凡成立分社者，须系本社董事、撰述主任、社员、读者。

4.筹备：凡欲筹备分社者，来函声请由本社聘为分社筹备主任后即可开始征求社员。应依本社社员入社手续规定填写入社志愿书并缴纳各费。

5.进行：筹备人员接到聘书后应迅速进行征收社员参加入

社，若久延无成绩者即取消其筹备主任资格。

6. 报查：分社筹备主任将社员征求满额后（或一次或数次均可），应将社员入社志愿书及社费一并挂号寄至总社（凡分社所征社员各费分社可扣留二成作一切开支费用，不扣留者当登刊鸣谢热忱）。

7. 分社长：筹备主任能于规定期间征集人数符合第二条之规定，该筹备主任即任分社长。总社发给分社长聘书、分社长证章，并在月刊内发表介绍之。

8. 用品：分社成立后，信封、信纸由总社随时供给，余件由分社负责筹备。分社在成立时预备下列物件：①须备"北平国医砥柱月刊社 ×× 分社"木牌一块，悬于分社门首。②须刻"国医砥柱月刊社 ×× 分社"木质图记一个，以资应用。

9. 分社组织：分社内部得设研究主任一人、总务主任一人、推行主任一人，其人选由分社长就分社社员中遴之，并呈报总社发给聘书，助理分社一切事务。

10. 特聘：分社可特聘社董若干人赞襄分社事务，其人选由分社长选择当地热心医药人士、在社会有声望而赞同本社宗旨者，呈报总社发给聘书。

11. 附设：分社若有各种组织，进行凡与医药学术有关者，其所拟章程及设施手续等应报总社核准后施行。

12. 赠刊：分社成立后，即常年赠阅《国医砥柱》月刊一份，以资研究而利宣传。

13. 权利：分社长及社员之权利得依照"社员权利"之内容享受之。

14. 研究：分社每月应召集社员、读者开研究会一次，研究医学上各种问题，其研究记录应呈送总社评阅，如有疑难时，得求总社解答之。

15. 本章程如有未尽事宜，得随时改正之。

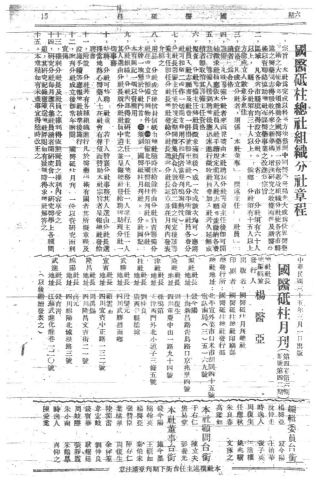

《国医砥柱总社组织分社章程》

五、国医砥柱社入社章程的修改

抗战胜利后，由于国内形势发生了较大变化，为使入社人员数量增加，国医砥柱社对入社手续等项做了一定的改动，在月刊中发布了名为《北平国医砥柱总社扩大组织征求（基本普通）社员办法》一文，具体办法如下。

（一）普通社员入社手续

1. 入社手续：凡有志研究医学者，不分男女，不限年龄，不论医界非医界，均可随时加入，唯初次入社者须缴纳入社费五百元、常年费七百元，共一千二百元。

2. 加入成为基本社员时，详情可参阅"基本社员加入办法"条文。

3. 证书证章：凡加入本社者，经本社审查合格后，即发予入社证书一张、证章一枚。

4. 赠阅医刊：凡一经加入本社为社员者，即常年赠阅《国医砥柱》月刊（不另收费）以资研究，并有质疑问难之权。

5. 任分社长：凡本社社员，如热心宣传介绍社员、欲成立分社者，有担任分社长之权利。

6. 其他权利：购售国医砥柱书局经售医药书籍，有优待之折扣。如社员有价值之著作者，本社可代为出版问世。

（二）基本社员加入办法

1. 凡对于中国医学有研究兴趣者、对于医学有贡献者、对于本社同情而热心赞助者，可加入成为基本社员。

2. 基本社员入社时，应告知姓名、性别、年岁、籍贯、职业、履历、通信处等信息，并上交相片两张，照章缴纳基本社员费用，经本社认可后发给证书、证章。

3. 基本社员一经注册后，可长期享受所有社员权利，但以本人终身为限，不得有转让他人、顶替等情况。

4. 基本社员入社时，应缴纳费用一万六千元。已加入普通社员如欲改为基本社员时，则可缴一万五千元。

5. 基本社员除享受普通社员之权利外，并有下列之特别权利：①永久赠阅本社出版《国医砥柱》月刊及其他刊物，以后永不再收其他费用。②基本社员购买本社出版的医药书籍时，按售价七折。③凡本社制售之一切药品，基本社员购买经销时按批发价再打九折。④凡本社代售各种医药书籍，基本社员购买时得按售价八折。

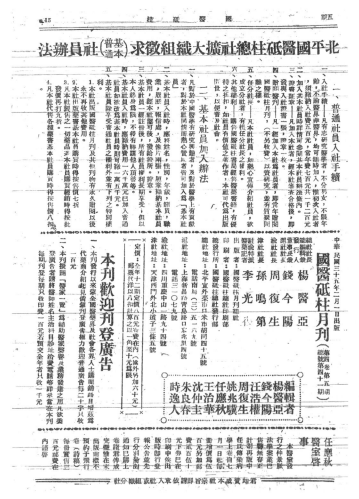

国医砥柱社入社手续的修改

六、通告和奖励

（一）国医砥柱社征求组织分社的部分通告

为了扩大国医砥柱社组织规模，建立更多的分社，《国医砥柱》杂志发布了多篇征求组织分社的启事或通告。

如《扩大征求组织分社通告》所言："本社自成立迄今，承蒙各地同道，来函接洽，筹组分社者，达二百余处，其已正式成立者已有数十处，可见对本社赞助之热忱，良可欣慰。惟研

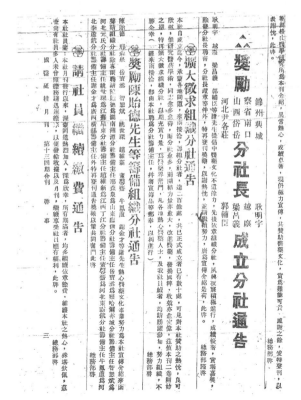

《国医砥柱》第2卷第1期、第2期合刊发表的《扩大征求组织分社通告》

究医药学术，同志愈多愈善，而分社愈多，则团结力量亦愈大，改进医药，发扬国粹，收效亦愈宏伟。兹值本刊二卷开始之期，特在扩大征求组织分社，以期充实力量，为国医药界奋斗！凡各地热心医药人士，及我社社员、读者，均请踊跃参加，努力组织，不胜企幸！"

如《日本总分社成立通告》所言："本社为谋日本同道订阅刊物及加入社员起见，在日本设立总分社，承蒙高桥汉方研究所

國醫砥柱月刊　第二十一、二十二期合刊　啟事　（四）

書分社長證章等件外，特再登刊獎勵，以謝熱忱。並請繼續努力宣傳介紹爲荷。此啟。
　　　　總務部啓

勵獎全允鳳先生籌備組織分社通告

全允鳳先生等熱心醫藥文化事業，努力爲本社宣傳，來函聲請組織分社，除專函聘請全允鳳爲滿洲龍和分社籌備主任，劉靜斌爲滿洲明水分社籌備主任，吳仙洲爲滿洲綏河分社籌備主任，楊友楨爲綏省賜鳳分社籌備主任，胡定浩爲綏縣明水分社籌備主任，劉文卿爲滿洲青崗分社籌備主任，張劍翔爲江省孛林分社籌備主任，何相廷爲河北分社籌備主任，江懋仁爲東城子分社籌備主任，張德純爲河北湯山分社籌備主任，姚紹武爲滿洲羅石分社籌備主任，王聘卿爲滿洲遼河分社籌備主任，孔繁爲河北高邑分社籌備主任，趙星垣爲河北新樂分社籌備主任，王戰儒爲河北東主莊分社籌備主任，李文峯爲圓周分社籌備主任，恭子明爲河北分社籌備主任，劉達士爲河北山水口分社籌備主任，劉會學爲河北分社籌備主任，張鳳梧爲河北八道溝分社籌備主任，金劍聲爲徐州分社籌備主任，果寶濂爲滿洲雙城分社籌備主任，鄔永年爲河北安新分社籌備主任，張芳爲河北霸縣分社籌備主任，王犯方爲滿洲榆樹分社籌備主任，龍潭爲北海分社籌備主任。特用登刊獎勵，以策共同推進中醫之學術，普遍中醫藥之文化，此啓。
　　　　總務部啓

日本總分社成立通告

本社爲謀日本同道定閱刊物及加入社員起見，在日本設立總分社，承蒙高橋漢方研究所所長高橋大和先生擔任總分社長之職，自卽日起本社在日本事務漸由總分社處理，希望當地同道一致贊同，共同邁進，此啓。
　日本總分社地址：日本東京市東町192番地高橋漢方研究所內
　　　　總務部啓

本刊二週紀念徵文啟事

啓者本刊發行以來，行將二週，邇承海內外同志，筆長心許惠賜鴻文巨著，及各地分社之熱心介紹扶助，始有今日雛形同人等特此誌謝。本刊爲誌定二週紀念，籌印紀念特刊，藉資慶勉，荷蒙海內同道特於二週紀念特刊，敬希當地同人賜以鴻文，或對于本刊之感想意見和批評以及心得之作，以光本刊是所所盼（如蒙惠賜請早日擲下）此啓。
　……編輯部主任　陳遜先啓

《国医砥柱》第2卷第9期、第10期合刊刊登的《日本总分社成立通告》

所长高桥大和先生担任总分社长之职。即日起，本社在日本事务概由总分社处理，希望当地同道一致赞同，共同迈进，此启。"

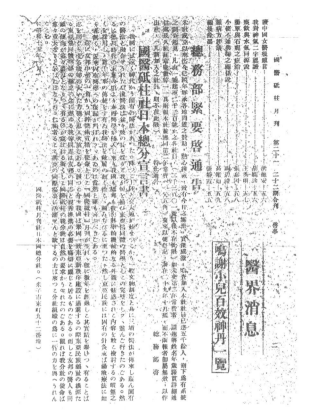

《国医砥柱》第 2 卷第 9 期、第 10 期合刊刊登的
《国医砥柱社日本总分宣言书》

（二）对成立分社有贡献者进行奖励

国医砥柱社制定了组织分社奖励政策，对全国各地组织分社有功者进行奖励。奖励主要分为两种方式，一种为在《国医砥柱》杂志刊载启事鸣谢，另一种为赠送或优惠购买中医药书籍或刊物。

按照第一种方式予以奖励，即在《国医砥柱》杂志刊载启事鸣谢的列举如下。

如《鸣谢日本分社长高桥大和先生不取酬金启事》言："本社日本总分社，承高桥大和先生鼎力提倡，在最短期内得以宣告成立，分社所介绍之社员、读者应得之酬金，均未扣取，于此可见高桥先生热心医药文化之精神，深为感佩，特此鸣谢！"

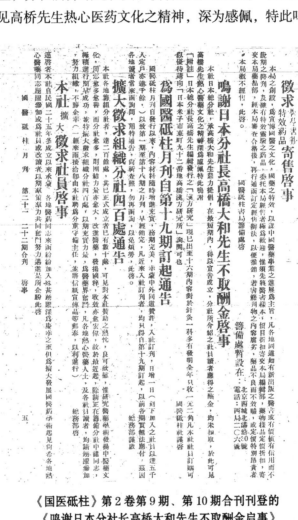

《国医砥柱》第2卷第9期、第10期合刊刊登的
《鸣谢日本分社长高桥大和先生不取酬金启事》

如《奖励河南行都（河南洛阳）、湖南长沙、河北三河、河北平谷（现北京市平谷区）分社长张少云、易南坡、董振东、席凤卿通告》言："河南洛阳张少云、湖南长沙易南坡、河北三河董振东、河北平谷席凤卿等诸先生提倡中国医学不遗余力，依章组织分社，努力进行均已告成，殊甚钦佩，除发聘书等件外，特此通告奖励，以谢热忱，并请继续努力，广为介绍是荷。"

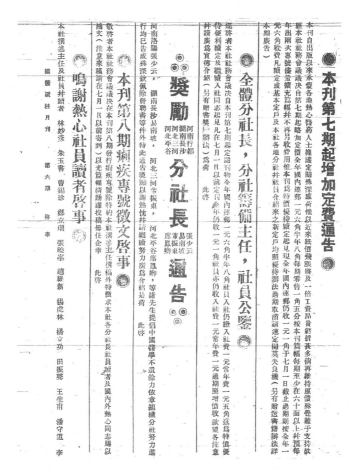

《国医砥柱》第1卷第6期刊登的《奖励河南行都、湖南长沙、河北三河、河北平谷分社长张少云、易南坡、董振东、席凤卿通告》

按照第二种方式予以奖励，即赠送或优惠购买中医药书籍或刊物的列举如下。

国医砥柱社曾发布《增价期内入社订刊优待办法》（赠送奖状及各种实用医药书籍），具体内容如下。

本社社务会议议决：自第七期增价，启事详本刊通告，读者订阅全年国内连邮一元六角，半年八角。社员入社费仍收一元，常年费改收一元五角。兹为推广中医药文化事业，便利续订及入社起见，特订优待办法如下。

期限：①自五月一日起至七月一日止，征求基本读者社员一万户。②凡在七月底以前订刊或入社者仍不加价，照原价（读者全年一元一角，社员入社费一元，常年费一元）收款。③凡本社社员、读者于七月一日以前为本社介绍读者而不享受其他利益并将款项一次直接寄至总社者可享受下列物品及实用书籍。

赠品办法：本社社员、读者能照下列人数介绍者除照章赠送书籍外，均赠精美奖状一张，并登刊奖励鸣谢之（六名以上者并聘为本社宣传干事）。①一次介绍全年读者三名（半年六名）或社员三名者，下列三种任择一种，包括《国医的科学》《脉学挂图》《改进中医药之建议》。②一次介绍全年读者七名（半年十四名）或社员五名者，下列五种任择一种，包括《中国时令病学》《合理的民间单方》《妇科临床效方》《痘科学》《百病治疗表》。③一次介绍全年读者十名（半年加倍）或社员七名者，下列五种任择一种，包括《中国妇科病学》《伤寒汲古》《（最新）蔡氏儿科学》《疾病问答集》《福幼津梁》。④一次介绍全年读者十二名（半年加倍）或社员八名者，下列五种任择一种，包括《痉病与脑膜炎全书》《科学的验方新编》《温病正宗》《慈溪魏氏验案类编》《中国传染病学》。⑤一次介绍全年读者十五名（半年加倍）或社员十名者，下列三种任择一种，包括《本草汇纂》《精神病广义》《针灸学大纲》。⑥一次介绍全年读者二十名（半年加倍）或社员十六名者，下列两种任择一种，包括《（最新）伤寒杂病论精义折中》全部、《审查征集验方》全部。

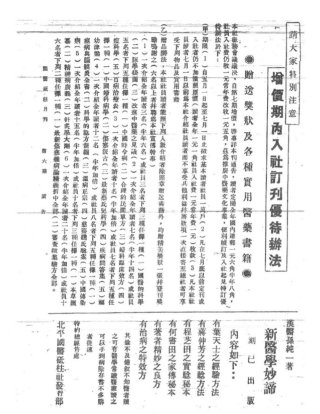

《国医砥柱》第 1 卷第 6 期发布的《增价期内入社订刊优待办法》
（赠送奖状及各种实用医药书籍）

七、分社改为办事处

1948 年，国内时局发生了较大变化，国民党的反动统治导致严重的通货膨胀，纸张价格上涨较多，《国医砥柱》杂志连续开办已非常困难，故在第 7 卷第 1 期、第 2 期最后一次合刊发行后宣告停办。国医砥柱社各分社于 1948 年 8 月改为办事处，并制定了《国医砥柱社组织办事处章程》，该章程同《国医砥柱社组织分社章程》，仅将"分社"改作"办事处"，并增加了

"奖励"及"各办事处对于当地政府之法令，应遵守奉行"两条。可惜的是，这份章程刚颁布3个多月，便完成了它的历史使命，刚建立起的几个办事处随着杂志的停刊而宣告停办。

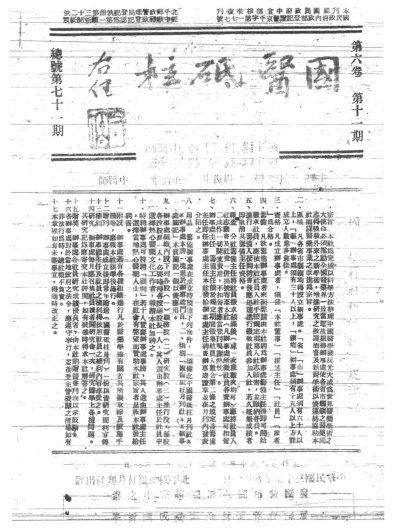

《国医砥柱》第6卷第11期发布的《国医砥柱社组织办事处章程》

八、国医砥柱社对北平中医药事业发展的影响

（一）发展社员，组织大量分社，加强全国中医药界的联络

国医砥柱社成立后，在杨医亚社长和其他核心组织者们的领导下，制定了一系列切实可行的章程和奖励制度，措施得当，组织有方。而该社核心组织者们在全国中医药界有崇高威望，故使国医砥柱社不断发展壮大。1941年，《总务部五年来之总报告》说："本社自征求组织分社及社员以来，谬蒙同道之赞助，热心介绍宣传致加入本社社员已达六千余人，订刊读者亦超二千余名，各地分社成立者亦将达百处，刻下正在筹备组织者尚有二百余处。"

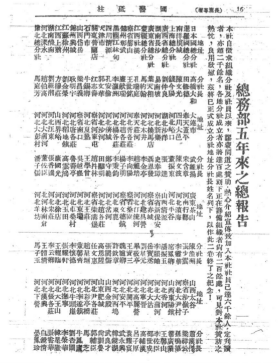

《国医砥柱》月刊总第24期发布的《总务部五年来之总报告》

　　至 1946 年 3 月，分社数量已达 500 余处。同年 11 月，《国医砥柱》月刊发出了征求社员 10 万名、分社 2000 处的通告；1947 年 2 月，又发出了征求分社 5000 处的通告。直至 1948 年 8 月，国医砥柱社分社改成办事处，由于组织扩大，通告才渐以减少。

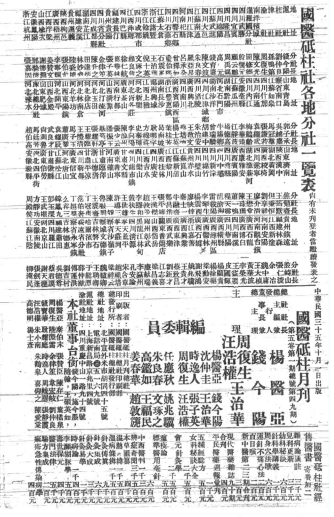

《国医砥柱》月刊第 5 卷第 1 期刊登的《国医砥柱社各地分社一览表》

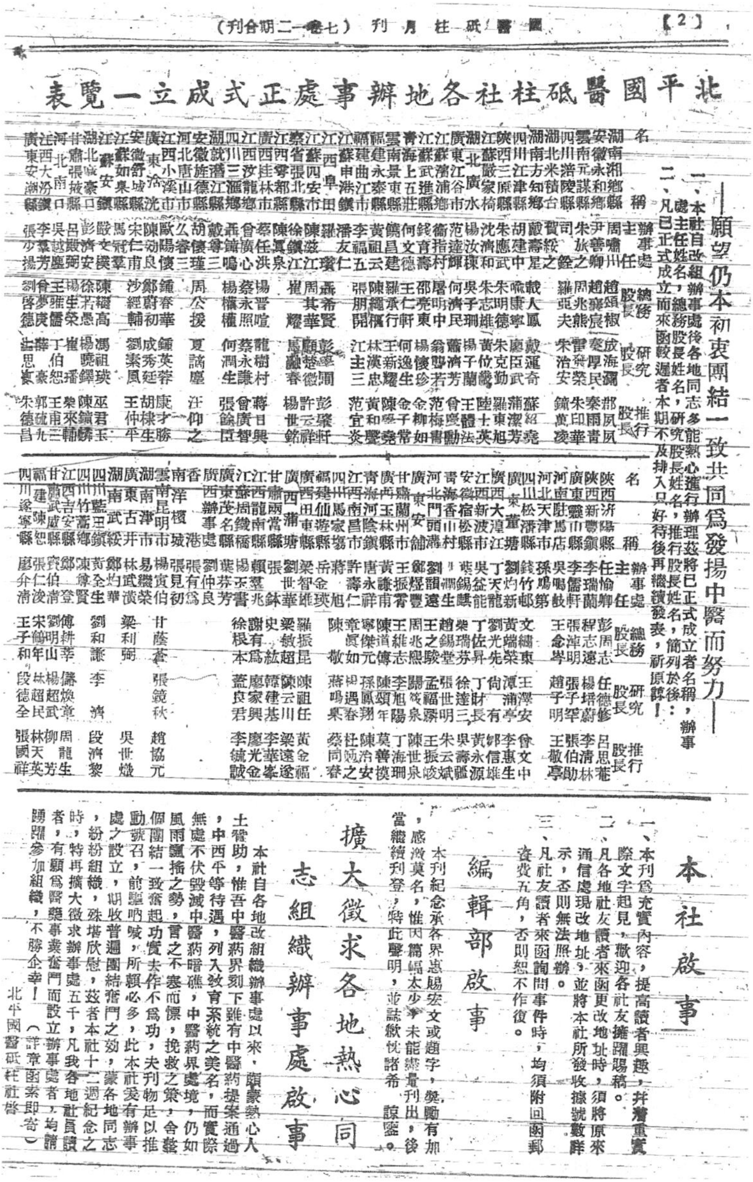

〔2〕 國醫砥柱月刊（七卷一二期合刊）
北平國醫砥柱社各地辦事處正式成立一覽表
一、本社自改組辦事處後各地同志多能熱心進行辦理茲將已正式成立者名稱，辦事處主任姓名，總務股長姓名，研究股長姓名，推行股長姓名，簡列於後：
二、凡已正式成立，而來函較遲者本期不及排入只好待後再繼續發表，祈原諒！
—願望仍本初衷團結一致共同爲發揚中醫而努力—
名稱　辦事處主任　總務股長　研究股長　推行股長
本社啟事
一、本刊爲充實內容，提高讀者興趣，并着重實際文字起見，歡迎各社友擁躍賜稿。
二、凡各地社友讀者來函更改地址時，須將原來通信處現改地址，並將本社所發收據號數許示，否則無法照辦。
三、凡社友讀者來函詢問事件時，均須附回函郵資五角，否則恕不作復。
編輯部啟事
本刊紀念承各界惠賜宏文或題字，獎勵有加，感激莫名，惟因篇幅太少，未能盡量刊出，後當繼續刊登，特此聲明，並誌歉忱諸希諒鑒。
擴大徵求各地熱心同志組織辦事處啟事
本社自各地改組織辦事處以來，頗蒙熱心人士贊助，惟吾中醫藥界刻下雖有中醫藥提案通過，中西平等待遇，列入教育系統之美名，而實際仍如無處不伏毀滅中醫之暗礁，中醫藥界處境，舍整風雨飄搖之勢，言之不寒而慄，挽救之策，以推個團結一致奮起，功實去作不爲功，夫刊物足以推動號召，前驅吶喊，所賴必多，此本社爰有辦事處之設立，期收普遍團結奮鬥之効，蒙各地同志紛紛組織，殊堪欣慰，茲者本社十二週紀念之時，特再擴大徵求辦事處五千，凡我各地社員讀者，有願爲醫藥事業奮門而設立辦事處者，均請踴躍參加組織，不勝企幸！（詳章函索即寄）
北平國醫砥柱社啟

《国医砥柱》月刊第7卷第1期、第2期合刊刊登的
《北平国医砥柱社各地办事处正式成立一览表》

国医砥柱社的成立与发展，有力地促进了北平中医药界人士，乃至全国中医药界人士的交流与团结。王治华所写的《告医界同仁速入"国医砥柱社"基本社员刍言》说："吾辈既入医界，宜具远大之目光，及坚忍之志超，负有阐扬吾国医药及建设吾国业之重大使命。杨医亚社长倡办国医砥柱社，唤醒同仁努力研究，发扬吾医真正之价值，厥志甚伟，钦佩无已。且于神州沦陷，百艰交集之时，任苦任劳，百折不回，按期出版，尤为难能而可贵。凡我同仁，苟能人人有此毅力与坚忍不拔之志，何患国医无光明磊落之时耶！今也抗战胜利，同仁尤宜精心研究，合中医前途大放光明，进步而为世界医未可量也！然则如何而能如是耶，舍团结一致，共同讨论外无他法。然医界同志，天涯地角，各行其道，一可合并，如何而能团结讨论耶？舍入社外更无他法！"他在文中列举了加入学社的几大优点，包括：①能使精神团结；②能使知识更新；③能留名于后世；④能及时得到医药信息；⑤能收事半功倍之效；⑥能与全国医界交流。国医砥柱社通过《国医砥柱》杂志的发行传阅，像一条条无形的纽带将北平乃至全国中医药界人士有机地联系起来，对推动北平乃至全国中医药事业的发展都起到了较大的作用。

（二）经售医药图书，促进中医药学术的推广

1939 年，国医砥柱总社成立了书局，专门经销各种中医药书籍。《国医砥柱社书局启事》言："本社为沟通医药之文化，前曾设立医书代售处部，搜集各种医药书籍以备医药界及本社社员购办、参考、研究，辱承海内外同志，纷纷委托采办，后因事变无形中停顿。惟自复刊以来，照接各地同志之来函，要求本社将医药代售部扩大组织，以臻完备。本社为应各地同志必要起见，爰特将代售部扩充，改组为书局，定名曰'国医砥柱书局'。举凡中医书籍，远至上古炎黄之遗著，近至当代名医

之创作，凡确实有真实之学理，可供社会人士之研究者，预将均为搜罗陈列。刻下正在极力筹备中，一俟就绪时，再为通告。并且该书局在未定妥地址时，关于国医砥柱书局之一切筹备事项，暂在社办理之，并请高明指正，此启！"

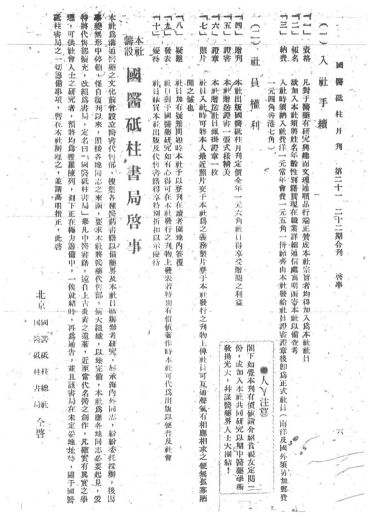

《国医砥柱》第2卷第9期、第10期合刊刊登的《国医砥柱社书局启事》

医界消息

徐姚中醫公會第七次理監聯席

會議之決案

日期　二十七年十一月十日

時間　下午二時

地點　縣東街五號

出席者　劉枕青　鍾潜英　胡之山　張春陽　（王永春代）

永乔　勞祥和　陳鳳翔　陳乾亨　鄒光鑑　倪士英邨

國醫砥柱社啓

徵求針灸書籍

今欲收購「針灸資生經」「銅人腧穴針灸圖經」「膏肓灸法」「十四經合參」「經穴指掌圖」「針灸集書」「針灸節要」「針方六集」各一部；如有此項書籍願意脫售者請函本社編輯部接洽當能予以重價此啓

國醫砥柱社啓

本社重價收買針灸書

本社爲闡發針灸學術起見，凡關於針灸之古本名著，不惜重價收買之，如有藏此類舊籍者倘願公諸世以免失傳，請向本社接洽，當能予以滿意之條件也。

學改進之決心，日時雖短，進展頗銳，并對于本市醫藥文化組織，甚表執忱，茲力謀發揚國醫藥之道，特籌備組織北京國醫砥柱社石門分社自奉國醫砥柱總社發給石門分社籌備主任聘書後即努力宣傳介紹，不日當可成立云云。

國醫砥柱社啓

《国医砥柱》书影

注：由此图可知，国医砥柱社开始重价收购针灸书籍。这为之后杨医亚编著针灸书籍，创办针灸杂志和针灸函授学校奠定了重要基础。

《国医砥柱》第6期介绍了国医砥柱社发行部经售图书名单，包括：《本草汇纂》《（最新）伤寒杂病论精义折中》《科学的验方新编》《痘科学》《温病正宗》《伤寒汲古》《精神病广义》《针灸学大纲》《（最新）蔡氏儿科学》《合理的民间单方》《慈溪魏氏验案类编》《福幼津梁》《疾病问答集》《痉病与脑膜炎全书》《中国传染病学》《中国时令病学》《中国妇科病学》《审查征集验方》《女科临床效方》《改进中医药之建议》《中医概要》《脉学挂图》《百病治疗表》《伤寒启秘》《中医基础学》《花柳病自疗学》《中药问题》《灸法自疗学》《现代名医验案》《不药疗法验案》《二十世纪伤寒论》《药物别名考》《肺病一席谈》《岳武穆静坐法》《新医学妙法》《妇科学》《诊余集》《虚劳集》。所列书目最贵者4元5角，最便宜者4分。

七一

国医砥柱社的这一举措，与发行杂志同样，均起到了发展推广中医药的作用。

国医砥柱社发行部经售的中医药书籍目录

柱砥醫國　　（目錄）10

國醫砥柱書局經售實用醫書（凡本社社員在三十一年內購買著按原定價一律九折計算）

第一排：

書名	著者	定價
黄帝內經	王冰註	四元
時氏內經學	時逸人	二元
秦氏內經學	秦伯誼	四元五角
甲乙經	皇甫謐	六元五角
臨症驗舌法	楊云峯	八角
太素脉秘傳	盧敬之	七元六角
脉診指南	楊上善	四元五角
脉學名著彙編	惲華之	二元五角
吳氏脉學直指	吳克澄	三元
奇經直指	劉野樵	二元四角
脉症診斷	周學海	二元五角
診斷發微	丹波海	二元
脉學輯要	姚心氏	八角
古方學註解		八毛
成方學讀書		一元五角
靈樞秘方全書		一元八角
虹爐點雪		三元四角
唐容川醫書類編		二十五元
華陀神方		六元四角
方藥攻治秘方		三元五角
散丸膏丹集成	鄭顯廷	五元五角

	張贊臣	
	大聖南院	
	太醫伯	
	鈕伯醫	
	王惺臣	

第二排：

書名	著者	定價
漢方學		二元
漢方學解說		三元五角
漢和醫學津會通	梁泉	三元五角
中西醫學新編	吳鶴泉	五元
中醫處方學	丁福保	五元
醫方會通	李廷保	一元二角
百病秘驗良方		四元
扁鵲心書	朱壺山	一十二元
醫法三論治集		十一元五角
五種秘門典	丹壺山	五元五角
婦科學註義	淺田氏	二元
醫科字療精註	丹波氏	四元
中西病識折義釋	陸淵雷	八角
漢西醫今義		四元
傷寒雜病論釋		二元
傷寒論廣要	米壺	一元
傷寒論集註		二元
傷寒論緯	王孟英	四角
傷寒經折	戴北山	五元五角
傷寒論研究	惲鐵樵	三元角
古方識		五角
溫病條辨		二元
溫熱經緯		一元
溫溫暑理論合刊		五角
黃溫明論		一元角
春溫伏暑指南	惲鐵樵	五角
痢疾指南		五角
瘧疾指南		角
中國急性傳染病學		三元

第三排：

書名	著者	定價
國醫藥補智科講義		三元
中藥學辭典		四元
臨症醫典		三元角
幼科秘訣	惲鐵樵	五元
保赤新書		三元
小兒科按術		二元
女科秘要		五元
婦科講義第一集	陳益欽	五角五
中眼西科學講義		二角
眼科治眼微術		九元
銀海秘得	汪咏農	二元五角
喉科秘集		八角
崧海心傳		一元四
傷科秘錄	丁福保	二角四
傷科例義	張公玄	四元
疔瘡秘訣	淺田雷	四元八角
外科微學	惲鐵樵	九角八角
外科治例疏証	曹顯甫	二角五
實用理論要學	陸淵雷	一元
全體新論	尤在徑	六元
胃病根治法		十元五角
生理病疏証		八元
血症論治語全		二元
金匱心典		元
金匱釋義		元
金匱發微		元
金匱今釋		元

【詳細醫書目錄函索即寄】

国医砥柱书局经销的中医药书籍目录

本社社長楊醫亞徵求舊遊通信地址啓事

譚次仲君　李克蕙君　劉藥橋君　汪劍嵩君　曹穎甫君
王宇高君　王松如君　宋鞠肪君　曾天治君　王耀星君
方公溥君　朱松君　　徐贏芳君　彭養光君　徐懍君
金眞茹君　劉仲遠君　俞鴻仁君　蔡人奇君　梁峰嶸君
　　　　　邢熙平君
　　　　　王一仁君
　　　　　謝誦穆君

以上諸友久未通訊前寄月刊均被郵局退回以是不知現在住址諸友如親觀此啓事特請示知詳細通信地址若本社社員讀者有知以上諸君之通信地址者即請代爲函告則不勝感盼此啓

楊醫亞啓

考正周身穴法歌

本書最易誦讀，其中關於針灸十二經以及衝任，督帶陰蹻陽蹻陰維陽維各穴悉爲韻語，凡屬智針灸者，爲不可少之讀本也，每本二角五分。

總發行所：國醫砥柱總社發行部

《国医砥柱》书影

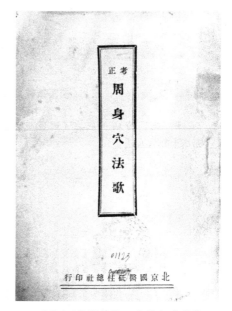

北京國醫砥柱總社印行

考正
周身穴法歌

杨医亚校勘的第一本针灸学著作
《考正周身穴法歌》

注：此图为杨医亚在《国医砥柱》第1卷第11期、第12期合刊中宣传、介绍自己校勘的第一本针灸学著作《考正周身穴法歌》。

《国医砥柱》书影

注：此图为杨医亚在《国医砥柱》杂志中宣传、介绍自制的《百二十孔穴挂图》。

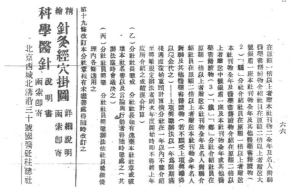

《国医砥柱》书影

注：此图为杨医亚在《国医砥柱》杂志中为《精绘针灸经穴挂图》《科学医针》所做的广告。

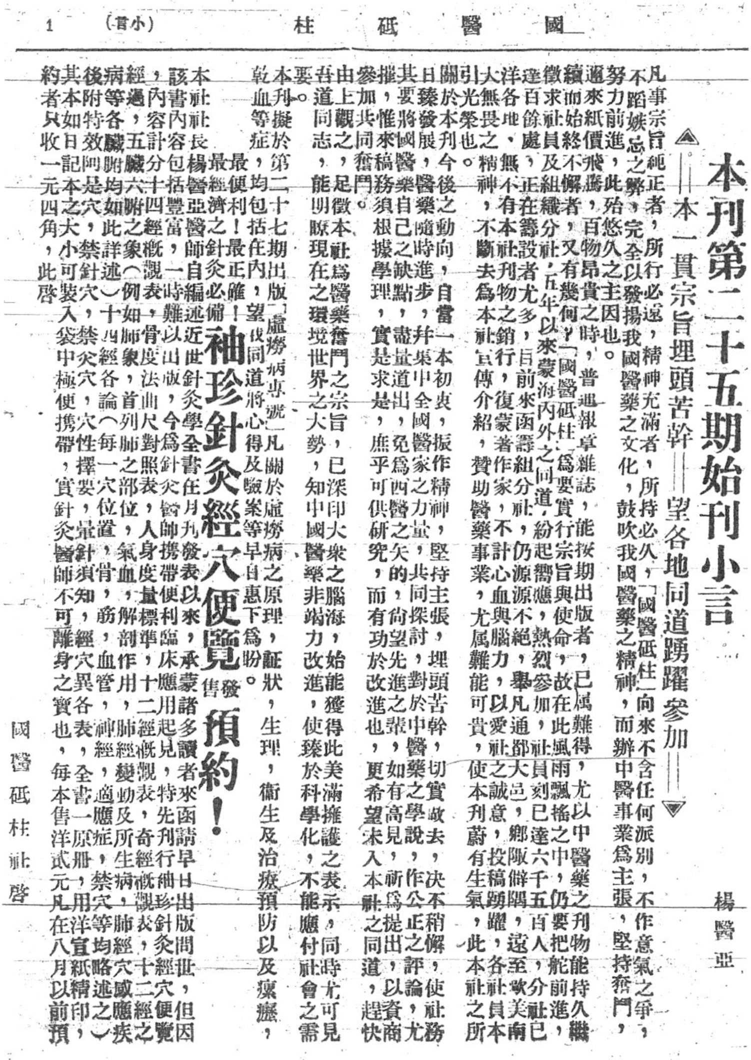

國醫砥柱　(小言)　1

本刊第二十五期始刊小言

▲——本一貫宗旨埋頭苦幹——望各地同道踴躍參加——▼

楊醫亞

凡事宗旨純正者，所行必遠，精神充滿者，所持必久，「國醫砥柱」向來不含任何派別，不作意氣之爭，不蹈嫉忌之弊，完全以發揚我國醫藥之文化，鼓吹我國醫藥之精神，而辦中醫事業為主張，堅持奮鬥，努力前進，此殆悠久之主因也。

邇來紙價飛騰，百物昂貴之時，普通報章雜誌，能按期出版者，已屬難得，尤以中醫藥之刊物能持久繼續而始終不解者，又有幾何？「國醫砥柱」為要實行宗旨與使命，故在此風雨飄搖之中，仍要把舵前進，徵求社員及組織分社，五年以來，蒙海內外之同道，紛起響應，熱烈參加，社員刻已達六千五百人，分社已達百餘處，正在籌設者尤多，自前來函籌組分社，仍源源不絕，舉凡通都大邑，鄉陬僻隅，遠至歐美南洋各地，無不有本社刊物之銷行，復蒙著作家，不計心血與腦力，以愛社之誠意，投稿踴躍，各社員本大無畏之精神，不斷去為本社宣傳介紹，贊助醫藥事業，尤屬難能可貴，使本刊蔚有生氣，此本社之所引光榮也。

關於本刊今後之動向，自當一本初衷，振作精神，堅持主張，埋頭苦幹，切實做去，決不稍懈，使社務日臻發展，醫藥隨時進步，并集中全國醫家之力量，共同探討，對於中醫藥之學說，作公正之評論，尤其要將國醫藥自己之缺點，盡量道出，免為西醫之矢的，尚望先進之輩，如有高見，祈為提出，以資商榷，惟來稿務須根據學理，實是求是，庶乎可供研究，而有功於改進也，更希望未入本社之同道，趕快參加共同奮鬥。

由上觀之，足徵本社為醫藥奮鬥之宗旨，已深印大眾之腦海，始能獲得此美滿擁護之表示，同時尤可見吾道同志，能明瞭現在之環境世界之大勢，知中國醫藥非竭力改進，使臻於科學化，不能應付社會之需要。

本刊擬於第二十七期出版「虛癆病專號」，凡關於虛癆病之原理，証狀，生理，衛生及治療預防以及瘰癧，乾血等症，均包括在內，望我同道將心得及驗案等早日惠下為盼。

袖珍針灸經穴便覽　發售　**預約！**

國醫砥柱社啓

《国医砥柱》书影

注：此图为杨医亚在《国医砥柱》第3卷第1期中的发文，以及为《袖珍针灸经穴便览》所做的广告。

创办《国医砥柱月刊》

1936 年 11 月 16 日，杨医亚开始独自创立国医砥柱社，并筹办《国医砥柱月刊》。其以"砥柱"为刊名，表明在中医学存亡危急之秋，该刊要为中医复兴做中流砥柱，以力挽狂澜，捍卫中医事业；以"砥柱"为刊名，又表白自己愿把振兴中医作为己任，以磐石之足、冰洁之心为之奋斗。

1937 年 1 月，杨医亚在北平成功创办《国医砥柱月刊》。该刊以中流砥柱之势，力挽狂澜，主张保持中医体系完整性，筑成捍卫中医理论的阵地。

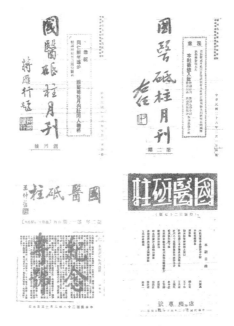

《国医砥柱》用过的几个封面

注：杨医亚先生创办的《国医砥柱》先后由蒋雁行、于右任、王仲哲等人题写刊名，其中于右任先生题写的刊名被使用的时间最长。

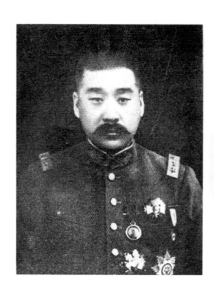

蒋雁行

注：蒋雁行（1875—1941 年），字宾臣，直隶天津（现天津市）人，靖威将军、陆军上将。

于右任

注：于右任（1879—1964 年），陕西三原人，中国近现代政治家、教育家、书法家。

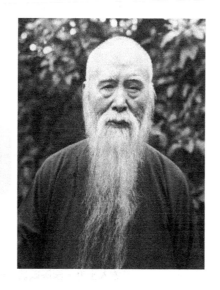

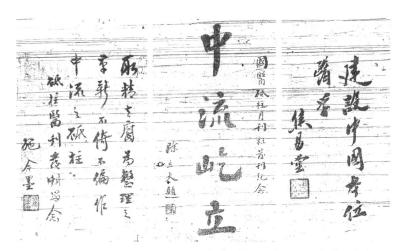

施今墨、陈立夫、焦易堂等人为《国医砥柱月刊》创刊题词表示祝贺

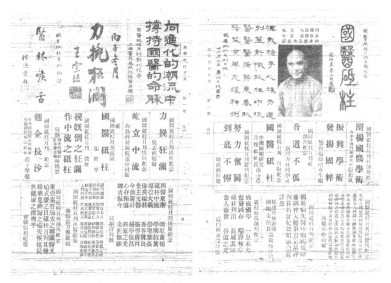

多方人士为《国医砥柱月刊》创刊题字、题词

　　杨医亚先生在《创刊辞》中说道："本刊宗旨已详，特刊宣言书中不赘，但在创刊伊始，不得不循例作创刊词，聊以塞责。吾国医药学术之沉沦，至今已极。际此科学昌明之时代，环顾东西各国，靡不孜孜求进，一日千里，尤其恃科学之力，夺造化之功，依解剖作根据，事事要有证验，无怪乎诋中医气化为虚玄，而疵议之。然而腐物虫生，人疑谗人，苟非国人对于国医先由不了解，而渐进于轻蔑不爱惜，而演变为摧残，亦何至如今日之堕落不堪收拾也。国医果无相当价值，竟废弃之不足为惜。苟视为有价值之学术，而待他人提倡整理，而后远涉重洋，再求学于他人，数典忘祖，效颦西施，岂不大可耻耶？吾人既负先觉之知，如不奋发勇为，锐意革新，仍抱残守阙，听其生灭，则如人之有躯壳，而无灵魂，抑何足贵？况物竞天演，其终究仍为时代所淘汰而后已。吾人今日欲挽此既倒狂澜，非有彻底精确之讨论，更合乎科学事实之原理，而后方足以砥柱中流，此'国医砥柱月刊社'之所创设也。然同仁等人微言轻，学陋识薄，但抱坚忍卓绝之志，百折不回之心，大公无我，以纯粹研究我国固有医学为目的，既不是古而非今，亦不是今而非古，不掩人之长，不讳己之短，勿托空言，不立门户，此同仁之誓愿可质天地而无愧者也。尤望国内贤者，赐以同情，群策群力，共同迈进，力谋发展，复我国医固有之光荣，以立万世不拔之基础，当亦国人所赞许也。"

創刊辭

楊醫亞

本刊宗旨。已詳特刊宣言書中不贅，但在創刊伊始。不得不循例作鄭重之聲明。以塞責。

吾國醫藥學術之沉淪。至今已極。際此科學昌明之時代。環顧東西各國醫學。日不奕奕求進。一日

千里。而妄議之。尤其恃科學之力。奪造化之功。依解剖作根據。事事要有証驗。無怪乎詆中醫氣化為虛玄。而演

而妄議之。然而腐物虫生，人疑讖入。苟非國人對于國醫先由不了解。而漸進于輕蔑而不愛惜。竟崖棄之不足為惜。苟視為有價值。而

值之學術。而待他人提倡整理。而後遠涉重洋。再求學於他人。仍抱殘守闕。數典忘祖。效顰西施。豈不大可恥

耶。吾人既覺之知。如不奮發勇為。銳意革新。仍抱殘守闕。聽其生滅。則如人之有軀殼。非有而

無靈魂乎。抑何足貴。況物競天演。其終久仍為時代所淘汰而後已。吾人今日欲挽此既倒狂瀾。非有軀殼。豈不大可

徹底精確之討論。更合乎科學事實之原理。而後方足以砥柱中流。百折不回之心。大公無我。以純粹研究我

也。然同人等人微言輕。學陋識薄。但抱堅忍卓絕之志。不掩人之長。不諱己之短。勿託空言。共同邁進。力

國固有醫學為目的。既不是古而非今。亦不是今而非古。尤望國內賢者。賜以同情。群策群力。共同邁進。力

立門戶。復我國醫固有之光榮。以立萬世不拔之基礎。當亦國人所贊許也。

謀發展。

楊醫亞謹識於丙子冬月

注意

揚光大

君如贊成本社宗旨即請依章入社或訂閱刊物共同研究以期國醫藥學術發揚光大

本社歡迎入社

歡迎訂閱　歡迎批評　歡迎投稿　歡迎介紹　歡迎交換

國醫砥柱月刊　第一期　創刊號　九

《国医砥柱月刊》之《创刊辞》

国医砥柱社社址最初设在"北平西城北沟沿三十号"；1942年4月15日，迁至"北京宣武门外菜市口米市胡同四十五号"。

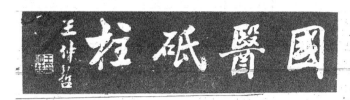

國醫砥柱

（第三年第一期（總號第二十五期）

內政部備案特給第拾陸號登記証書
中華郵政登記認為第一類新聞紙類

本期要目

二十五期始刊小言…………………醫亞

國醫砥柱紀念感言…………………史介生
國醫砥柱紀念之感言………………王治華
讚國醫砥柱紀念感言………………楊佃生
國醫砥柱紀念之批評………………周漁生
敬贈國醫砥柱紀念感言……………陳漁洲
題國醫砥柱紀念冊…………………沙亦恕
國醫砥柱紀念贈楊醫亞先生叙……陳雪軒
國醫砥柱紀念感言…………………徐福氏

~醫藥小品~

秘本天花分朝治法…………………秦正生
重訂敘氏傷寒金鏡錄………………史介生
腰痛痺厥答案………………………宋愛人

~方藥研究~

簡明醫藥新編………………………汪愼之
碼劑之研究與國產令碼藥物之研究…俞愼初
治療觀之研究………………………陳芝蕙
黃芪治療之研究……………………李克蕙
中國發明之科學藥方

【注意】
北京宣武門外榮市口米市胡同四十五號請各地社員讀者注意
國醫砥柱月刊總社及附屬各部由民國三十一年四月十五日起遷移

讚國醫砥柱之感言…………………苑子明
國醫砥柱紀念感言…………………賴良蒲

國醫學研究：

大衆化的醫藥………………………葉勁秋
介紹給一個老名方百歲酒…………王賢民
獻給偶談一個淋濁秘方……………王俊德
診餘醫學瑣談………………………魏術仁

臨床實驗：

中風淺說……………………任翔青…魏文耀
腸窒扶斯非盡屬濕溫………葉橘泉…馬廷泓
歷節風痛論治………………施紀云…張文耀
霍亂病預防法及治療法……房芾九
傷寒論新解 長篙凍著………楊醫亞

頸民醫案……………………………馬佩芬
病家醫家之常識……………………馬廷泓

~各地通訊~

——中華民國三十一年五月一日出版——

国医砥柱社社址迁移

初办刊物时，杨医亚深知自己还是在校学生，人微言轻，一无资金，二无稿源。他充分利用编辑《文医半月刊》时结交的人脉，四处拜访。他的一片精诚之心，打动了京城名流名医，而纷纷表示愿意献稿。《国医砥柱月刊》设置的栏目有"医学言

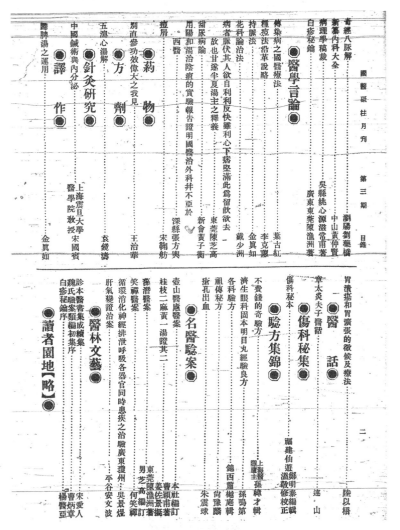

《国医砥柱》中的部分栏目

论""药物""针灸研究""方剂""医话""名医验案"等，并常根据具体情况，增设"专题讲座""读者来函""解惑答疑""医学动态""杂文"等栏目。杂志的形式活泼，所述医理简明、医案可靠、方剂成熟、文字通俗、答疑中的，且价格便宜。因此，《国医砥柱月刊》一经问世，便如同一股清新的春风拂过中医界，令中医界前辈们刮目相看，受到广泛赞扬。

办刊之初，杨医亚因付不起印刷装订费用，导致在除夕之夜为躲避债务而不能归宿。但在苦心经营数月后，资金周转顺利，他便自购印刷机，自办印刷厂，使印刷、出版一体化。作为国医砥柱社社长兼总务主任的杨医亚先生，为保证杂志质量，特别聘请朱壶山、丁福保、王治平、邢锡波、承澹安、俞慎初、耿耀庭、秦伯未、时逸人、唐吉父、曹颖甫、陈渔州、张赞臣、张相臣、叶橘泉、钱今阳等176人作为撰述主任。加之众多国医砥柱社分社社员主动参与撰稿，既使各种信息渠道畅通，又使栏目不断改进更新。《国医砥柱》杂志编辑队伍、撰稿人员集华夏精英、汇四海灵秀，几乎囊括国内所有著名中医药专家和爱好中医的知名人士。其是民国时期北平地区拥有顾问及撰稿人员最多的杂志，也是民国时期北平地区涵盖内容最丰富的中医药杂志，得到全国中医药界人士的广泛认同和支持。所以，《国医砥柱》一经问世便受到广泛赞扬，且迅速畅销全国，甚至远销日本、马来西亚等亚洲诸国，以及大洋彼岸的美国。鼎盛时期，《国医砥柱》每期的发行量高达4万余份。其还在海内外设立了200多个经销分社负责营销。国医砥柱社一举成为当时国内影响力最大的一家中医杂志社，杨医亚也因此闻名全国。

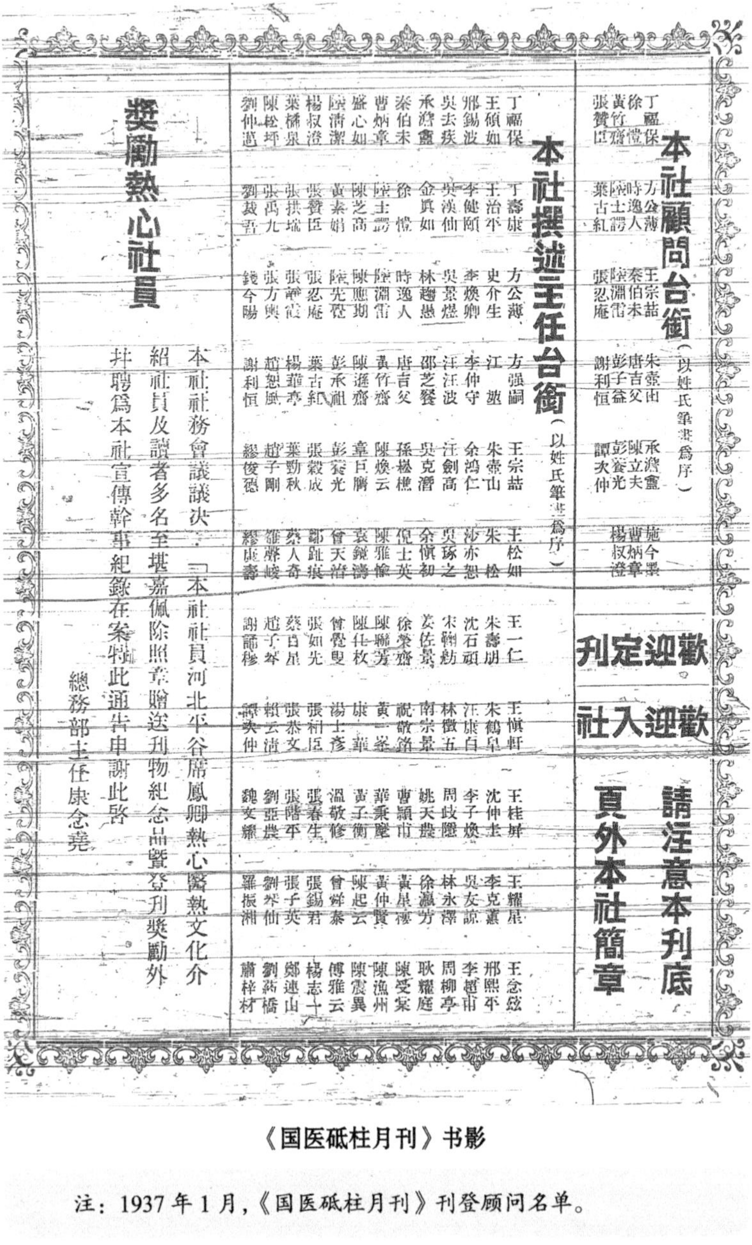

本社顾问台衔（以姓氏笔画为序）

本社撰述主任台衔（以姓氏笔画为序）

奖励热心社员

本社社务会议议决：「本社社员河北平乡席凤卿热心医药文化介绍社员及读者多名，至堪嘉佩，除照章赠送刊物纪念品暨登刊奖励外，并聘为本社宣传干事，纪录在案，特此通告申谢此启。

总务部主任庚念尧

欢迎定刊

欢迎入社

请注意本刊底页外本社简章

《国医砥柱月刊》书影

注：1937年1月，《国医砥柱月刊》刊登顾问名单。

　　抗日战争爆发后，大部分中医杂志终止发行，《国医砥柱》也曾因"七七事变"及抗战时局变化暂时停刊。

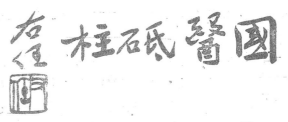

《国医砥柱》书影

　　注：由于1937年"七七事变"爆发，导致《国医砥柱》第1卷第8期、第9期合刊的发表推迟了1年，到1938年才顺利刊发。

抗战期间，虽然战事紧张，但杨医亚仍然十分努力地坚守中医阵地，一有机会便出版期刊。战事使《国医砥柱》的发行断断续续，虽然卷期号连续，但是发行时间往往间隔较长。汪浩权先生对《国医砥柱》做出了极佳的评价："宣传中医文化之刊物因于战争之影响，环境非常，相率以停刊闻。唯独我友杨君医亚创办之《国医砥柱》月刊，仍能在恶劣环境中从事出版。唯因物价高昂，出版非易，不得不两期合刊出版，其苦难情形，谅早为读者所洞悉。最后日寇扩大战争，掀起太平洋战争，于是新生复活之中医刊物又遭摧折。我《国医砥柱》在杨君主持下，巍然独存，继续出版，其艰苦卓绝之精神，令人钦佩无已。"汪氏鼓励中医药界人士要借助《国医砥柱》刊物"唤起我全体同道们，共同负起改进中医之伟大责任，而这刊物也将成为今后中医的中流砥柱，永远执着我中医学前进的大旗"。

抗战胜利后，杂志又吸引了部分中青年专家为其撰稿，当时身兼《中央日报》副总编辑的任应秋即是代表人物之一。这对保证杂志在全国各地的传播和推广，为扩大北平中医药事业在全国范围内的影响发挥了重要作用。

國醫砥柱月刊第十三四期合刊 題詞

醫林碩果

丁丑事變，醫林停刊，欣欣焉已以還繼醫林刊起，亦宜乎廣陵亞起者，國醫碩果之巧也，忽未得聞物隨道新一以秋庶賡輯且忽知吾道先生甚本刊之翼也不自蕞爾亦廣陵以此紀念號呈始易聞幸生甚

江蘇吳縣翼廬宋愛人謹題

醫亞道長創辦
砥柱月刊題詞

歐風輸入
主彼奴此
古溫楊子
商量逐密
醫當有任
厥名砥柱
薪火之傳
道口攝芹張季勤題於牧野醫社

國學晦蒙
炫異惡同
焯掌劌功
理解溝通
嚮壁非空
今之雷公
如日方中

國醫砥柱社一週紀念

武進國醫支舘舘長綏同高

祝國醫砥柱月刊一週紀念

大連西崗漢醫研究會會長武維揚

國醫之光

為國醫之光

正學然千百年軒岐任事業
徒然中流砥柱清方過海外
章並傳何處仙方多醫籍今多良
工未病病燭幾先古賢
病不信世前醫勝後賢

戊寅冬月 施今墨

北京國醫砥柱月刊 高品
天津李琴盦撰題

國粹至道 發源岐黃
壽人壽世 造化無疆
砥立中流 別現曙光
柱天建設 紙貴洛陽
月通消息 古秘今揚
刊定真理 偉大精詳
千仞堂奧 聲振華洋
秋實春華 暢行萬方

金泥玉屑劫後餘

國醫砥柱月刊社一週紀念
王碩如敬題

吾國醫術
五行六氣為化盧
西言物買入
競日儕之教士遁跡科學象是主與亥先
舊識道之望喧賓奪主惡步傷亡
風黃譏新志勢欲淪研討
灌輸鉅著慂發古道應金貴
鴻篇悉收氣求洛陽紙聲零應金貴
一冊風行浴陽發揚國粹歸微
珊網昌明博大途同注茲
惟茲醫術殊彼注茲
勿分軫賒長城保民壽世
砥柱中流 施今墨謹題
捨短取長

《国医砥柱》书影（1）

國醫砥柱月刊第十三四期合刊題詞

國醫砥柱月刊　第十三四期合刊　題詞　十四

發醫新科材國
揚藥舊學料醫
光神氣豐砥
大聖洽化富柱

國醫砥柱月刊一週紀盛
出版一年
選擇精研
自然
綿中貫選出
地外通擇版
經爭自一
後然研年
賢天傳
實在後賢
豫州朱壺山敬題

國醫津梁
為國醫砥柱月刊一週紀念
李文褀敬題

崇實闡真
國醫砥柱月刊社祝詞
國醫復興號
月刊晨鐘號
砥柱流中
社賴楊公
劉祝三敬題
桂山醫學研究所群

震聾發聵
國醫砥柱月刊復刊紀念
戊寅仲秋
鹽山眭春生題

造福人群
國醫砥柱月刊一週紀念
常塾趙漢章祝

復興醫藥
剷除病魔
張恭文題

國醫一砥柱
行世一週紀念
…邵馨芝

與人論科學異物之表裏，然近世科學則所謂「理性」rational之產物，自明而誠者，知當從事於物理之本原，析剖諸物，誠之之道，當知西方所悉改自國粹…

合科學化以預視，不久之將來有卽中醫之新中醫出現
即西之新中醫出現
發揮覺性以靈氣淬礪理性以
國醫砥柱月刊復刊紀念
古婺邵馨芝淑景

國醫砥柱月刊祝辭
醫亞社長晒政

歧黃衣鉢久無傳
…古瀿河後學王麗峯敬題

維我中醫
遠垂迄今
賴以砥柱
闡幽明微
利濟人群
鼓瞶發聾
江蘇常熟趙子剛敬祝
國醫砥柱月刊一週紀念

國醫基礎
國醫砥柱月刊紀念
婦科專家瑩順天題

《国医砥柱》书影（2）

國醫砥柱月刊第十三四期合刊題詞

砥柱月刊大行世。是乃仁術。醫界正宗。兼內外。道貫西東。雷華科再出。和緩遺風。壽人壽世。振瞶發聾。
相臣張樹筠敬祝

國醫砥柱月刊 紀念
醫林奪幟
懷安縣二區李步瀛謹題

國醫砥柱月刊社
醫界醒鐘
鍾梅柏題

國醫砥柱月刊 復版
醫道重光

吾道重光
吳縣陳煥雲題

國醫砥柱月刊週年紀念
渚上屏光
王鐵錚敬賀

國醫砥柱月刊社二週年紀念
楊醫亞先生創辦
醫道肇歧黃　問答內經詳
湯液更金匱　越人著難經
漢季仲景出　傷寒並溫藏
吾道更洋洋　巧力並顯彰
集聖之大成　嫩後名賢萃
千慮雄一得　聚訟自稱強
迫後西法入　治術潮荒唐
醫源楊夫子　利源溢外洋
創辦國醫社　華國以文章
有功補仲景　功同日月光
壽民與壽世　仁慈如長桑
永久得安康

先視為快　國醫中堅

國醫砥柱月刊 復版
吳縣陳起雲謹頌

國醫砥柱月刊社 專號紀念
為國醫爭光榮　是日中流砥柱
吳縣陳聯芳敬題

國醫砥柱月刊社一週紀念
翁源中醫研究社主任劉琴仙敬題
我國醫學　源自歧黃
仲聖繼起　著述周詳
垂訓傳世　遵循莫忘
迨至清季　西醫復昌
政府凌夷　議論不良
狂瀾我既　摧殘無遺
侵战倒醫　挽救無方
復战流毒　發明良方
創辦與斯　吾界賢良
猗歟砥柱　振聲啓盲
月刊楊君　萬世無疆

集思廣益
張植林

國醫砥柱 週年紀念

國醫砥柱月刊週年紀念 敬祝
寧夏靳雅亭題
中醫砥柱楊君　偉哉其傳世
創辦月刊斯　復興中醫刊

河北省新樂縣分社長遵濟居士史長增慶屋氏題

國醫砥柱月刊　第十三四期合刊　題詞

十五

國醫砥柱月刊第十三四期合刊題詞

國醫砥柱月刊 第十三四期合刊 題詞

醫理重光

國醫砥柱月刊週年復刊紀念并祝
醫亞學兄學術進步
張方與拜題

風行中外銳先鋒喚醒神州若遠鐘
瀏覽月刊高月旦 洋洋學說盡縲胸
國醫砥柱作中流刊報飛翔過九州
紀念一週長紀念常如含笑看吳鈞

國醫砥柱月刊一週紀念
蕭根材全祝

發揚國粹

國醫砥柱月刊二週紀念
宋鶴年敬祝

國醫砥柱社紀念

喚醒醫家維國粹
砥柱中流大有人
揚我國醫宣文化
偉哉英俊是楊君
冉縈來敬題

醫界晨鐘

梓材醫院主任醫師
實善中西醫院醫師 蕭根材題厚

國醫砥柱月刊一週紀念
蕭根材全祝

術道有恒

國醫砥柱一週紀念
蘇州華企元敬頌

健康導師

國醫砥柱月刊發行一週紀念
李煥卿敬題

國醫砥柱一週紀念
登高一呼
萬聲齊應
國醫內科張玉珍拜題

國醫砥柱月刊紀念
醫術進步濟世活人
國醫文化普渡萬民
察省宣化梁祥雲敬題

醫林基楚

國醫砥柱月刊社紀念
常熟趙黃素娟題

風行中外

北京國醫院宣傳國醫孫景堯拜題
梅縣梓材醫院醫師蕭根材題
國醫砥柱月刊一週紀念

眼光遠大

知識新穎
國醫砥柱社紀念

和風大布

遍處生春
國醫砥柱月刊社紀念
河南孟津縣蘭都敬題祝

溝通融貫古今中外
發揚知絕學津
國醫砥柱月刊社紀念
武邑東桑村李懷德題

《国医砥柱》书影（4）

注：为庆祝《国医砥柱》创刊一周年，各地人士纷纷发文致贺。

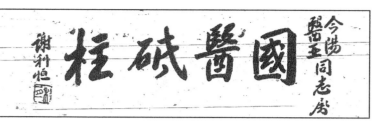

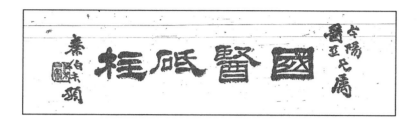

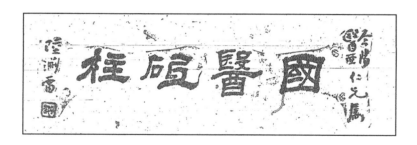

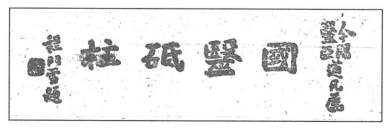

谢利恒、秦伯未、陆渊雷、程门雪先生为《国医砥柱》创刊两周年题词致贺

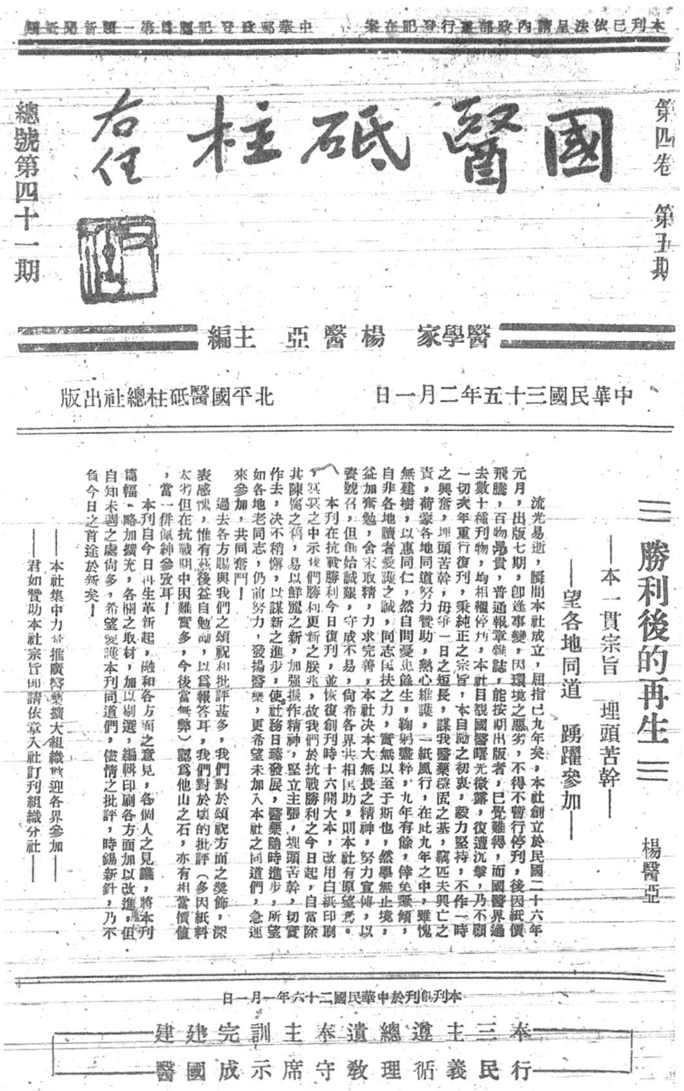

本刊已依法呈請內政部登記行登記在案　中華郵政登記認為第一類新聞紙類

國醫砥柱

右任

第四卷　第五期

總號第四十一期

醫學家楊醫亞主編

中華民國三十五年二月一日　北平國醫砥柱總社出版

勝利後的再生

——本一貫宗旨　埋頭苦幹——

——望各地同道　踴躍參加——

楊醫亞

流光易逝，瞬間本社成立，屈指已九年矣，本社創立於民國二十六年元月，出版七期，即逢事變，因環境之惡劣，不得不暫行停刊，後因紙價飛騰，百物昂貴，普通報章雜誌，能按期出版者，已覺難得，而國醫界過去數十種刊物，均相繼停刊，本社目覩國醫曙光微露，復遭沉擊，乃不顧一切於年重行復刊，秉純正之宗旨，本自勵之初衷，毅力堅持，不作一時之興奮，埋頭苦幹，毋爭一日之短長，謀我醫藥穩固之基，竊匹夫興亡之責，荷蒙各地同道努力贊助，熱心維護，一紙風行，在此九年之中，雖愧無建樹，以惠同仁，然自問憂患餘生，鞠躬盡粹，九年有餘，倖免顛傾，自非各地讀者愛護之誠，同志匡扶之力，實無以至于斯也，然學無止境，益加奮勉，舍末取精，力求完善，本社決本大無畏之精神，努力宣傳，以資號召，但創始誠艱，守成不易，尚希各界共相匡助，則本社有厚望焉。

本刊在抗戰勝利今日復刊，並恢復創刊時十六開大本，改用白紙印刷（冥冥之中示我們勝利更新之朕兆，故我們於抗戰勝利之今日起，自當除其陳腐之舊，易以鮮麗之新，加強振作精神，堅立主張，埋頭苦幹，切實作去，決不稍懈，以謀新之進步，使社務日臻發展，醫藥隨時進步，所望如各地老同志，仍前努力，發揚醫藥，更希望未加入本社之同道們，急速來參加，共同奮鬥！

過去各方賜與我們之頌祝和批評甚多，我們對於頌祝方面之獎飾，深表感愧，惟有茲後益自勉勵，以爲報答耳，我們對於壞的批評（多因紙料太劣但在抗戰期中困難實多，今後當無弊）認爲他山之石，亦有相當價值，當一併佩紳參攷耳！

本刊自今日再生革新起，融和各方面之意見，各個人之見識，將本刊篇幅，略加擴充，各欄之取材，加以剔選，編輯印刷各方面加以改進，但自知未週之處尚多，希望愛護本刊同道們，儘情之批評，時錫新針，乃不負今日之首途於新矣！

——本社集中力量推廣醫藥擴大組織歡迎各界參加——

——君如贊助本社宗旨即請依章入社訂刊組織分社——

本刊創刊於中華民國二十六年一月一日

本行三民主義　遵循總理遺教　奉守主席訓示　完成建國建醫

《国医砥柱》书影

注：1946年，杨医亚在《国医砥柱》第4卷第5期中发表《胜利后的再生》一文，以庆祝《国医砥柱》在抗战胜利后复刊。

《国医砥柱》书影

注：1946年，《国医砥柱》第4卷第5期《杨医亚启事》言，"溯自七七事变，神州破碎，人民流亡，国内文化多被摧残，医医（疑为药）刊物均皆停顿。医亚等蛰居故都，目击伤心，而为宣传中医中药之文化，灌输卫生常识，维持本社月刊发展计，虽处环境恶劣中，仍从事出版，饱历艰辛。今者抗战胜利，举国腾欢，凡我同胞，莫不庆幸。自今而后，为谋全国中医界共同奋斗，团结一致，振兴固有医学，衷中参西，冶新旧于一炉，当仍抱大无畏之精神，前驱呐喊，以尽舆论界之责任，惟以自惭才疏，谬膺重任，难免有陨越之处，尚希各地同志，时赐南针，以匡不逮，中医前途，实深利赖，此启"。这里体现了杨医亚复兴中医之心与不畏艰辛，艰苦奋斗的精神，并且明确提出了"衷中参西"的革新思想。

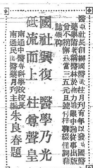

國醫砥柱復刊敬獻短文

姜春華

姜春华、朱良春先生为《国医砥柱》复刊撰文致贺

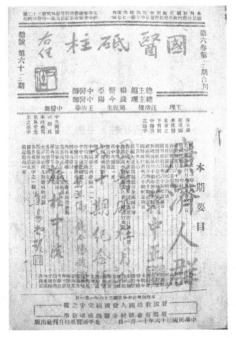

《国医砥柱》书影

注：此图为1947年11月，在《国医砥柱》第6卷第1期、第2期合刊中刊登的为庆祝发刊满60期，蒋中正、杨医亚、钱今阳、焦易堂为《国医砥柱》撰写的贺词。

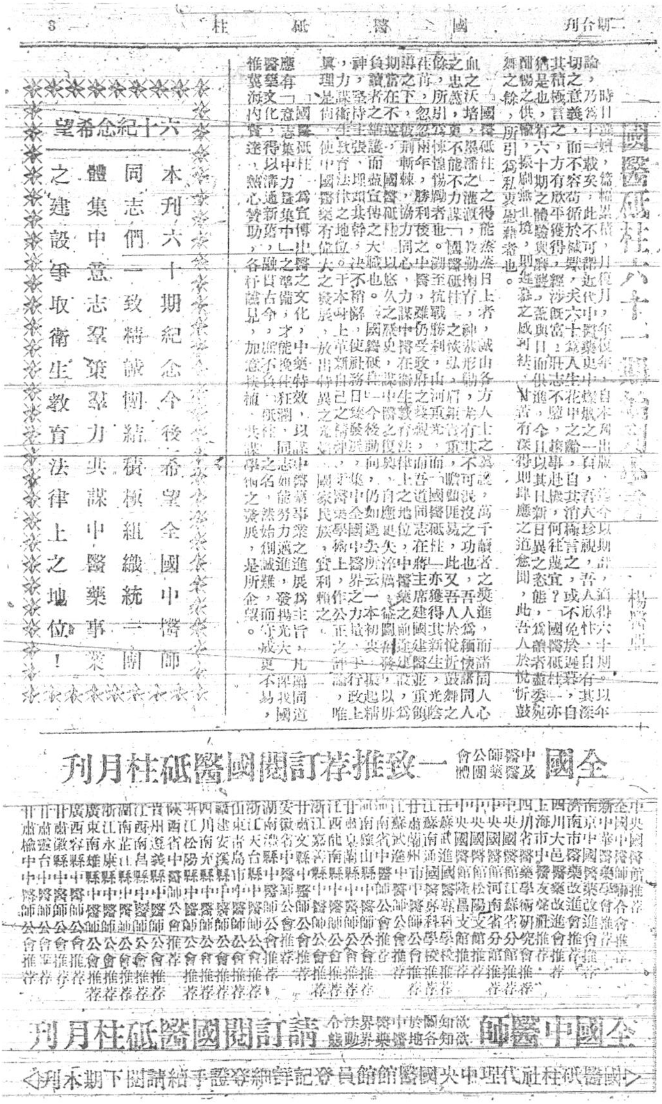
二期合刊 國醫砥柱 3

國醫砥柱六十一期始刊小言　楊醫亞

六十紀念希望

本刊六十期紀念今後希望全國中醫師同志們一致精誠團結積極組織統一團體集中意志努力共謀中醫藥事業之建設爭取衛生教育法律上之地位！

全國中醫師公會及醫藥團體一致推荐訂閱國醫砥柱月刊

全國中醫師　欲知中醫界法令　欲知各地醫藥界動態　請訂閱國醫砥柱月刊

《国医砥柱》书影

注：1947年，为庆祝《国医砥柱》发刊满60期，杨医亚撰《国医砥柱六十一期始刊小言》一文。

　　杨医亚在中医药事业发展方面，往往不是单纯顾及自己，而是心系整个中医界。他常帮助其他杂志和其他组织。

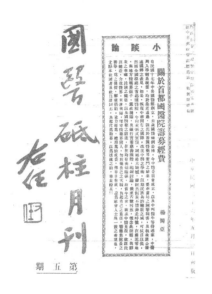

《国医砥柱》书影

　　注：《国医砥柱》第1卷第5期，杨医亚为首都国医院发动募捐。

《国医砥柱》书影

　　注：在《国医砥柱》第2卷第1期、第2期合刊中，杨医亚为《中国女医》杂志做宣传。

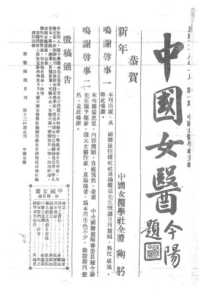

当时杨医亚身兼数职，除忙于学社总务外，仍然笔耕不辍，在《国医砥柱》中发表了多篇文章。

針灸講座

近世醫學叢書之二

近世針灸學全書

中州楊醫亞編述

第一集　解剖學

第一篇　總論

第一章　解剖學之意義及分科

解剖學者，乃研究生體形態的構造之有形成分，與生理學同屬於生物學之範，專檢查組成生體之有形成分，欲檢查之，非先將該生物以刃刃分解之，不能明察其形態，故解剖學名稱之由來也。

解剖學因研究之目的及方法之不同，故分爲以下各項。

一、解剖學總論——乃細胞學與組織學之合稱者，包括以下二科。

[甲]細胞學——研究構成生物體的基質，卽細胞的構造性質機能等的學科。

[乙]組織學——研究細胞分化之結果，構成何種之形質的科學。

二、解剖學各論——亦曰記載解剖學，包括以下二科。

[甲]系統解剖學——乃汜人體之諸器官，因其作用，構造成色澤，位置上之關係，分爲數系統，依其順序，記載其形態，大小構製，作系統的敍述之科學也。

[乙]局處解剖學——專研究生物體各部之一定器官，及各器官之相互關係，因系統解剖學爲整齊起見，不能過拘實況，有時不免過於抽象，局處解剖學一名外科解剖學也。

三、發生學——卽就實際，以免抽象之弊。

[甲]個體發生學——亦曰胎生學，研究生物之一個體，由胚子發育逐漸而成體的順序。

[乙]種族發生學——亦曰生物祖原學，研究生物種的種屬，卽現代生物的變遷和徑路而現出來。

四、比較解剖學——卽形態學之謂，乃解剖動物體的各器官，以與異類之相當器官比較之，用資研究其本源及異同等項。

第二章　細胞

第一節　細胞之種類

細胞者，乃一種蓮狀的小體，爲構成生物之要質，其狀不一，有生活機能，其質柔軟，爲半流動之體，能集成組織，由組織集成各器官及全體，故爲人體之最小單位，有自行營養，自行繁殖之能力，凡一切生物，皆由細胞所組成，此細胞爲形態學上之單位，亦是生理學上之單位，最下等之生物，乃單細胞體，高等之生物，乃複細胞體，人體卽爲多數細胞的大集團，凡研究細胞之科學，曰細胞學。

第一節　細胞之種類

細胞之種類頗多，其形狀與結構不同，組織人體之細胞，核其種額，大約可別爲十一種，分述如下。

一、無色血液細胞——白血球，卽無色血液細胞所成。

二、有色血液細胞——赤血球，即有色血液細胞所成，兼含有鐵質，少許。

三、淋巴細胞——血液在脈管內，不能直接於各種組織之細胞，必賴淋巴漿料及養氣以傳達之，淋巴細胞，沿毛細管壁，充塞於細胞間之溓體也，其成分有淋巴漿，及淋巴球二種，所以爲

國醫砥柱月刊　第十九二十期合刊

針灸講座

五七

《国医砥柱》书影

注：杨医亚于《国医砥柱》第 2 卷第 7 期、第 8 期合刊中开始连载《近世针灸学全书》。

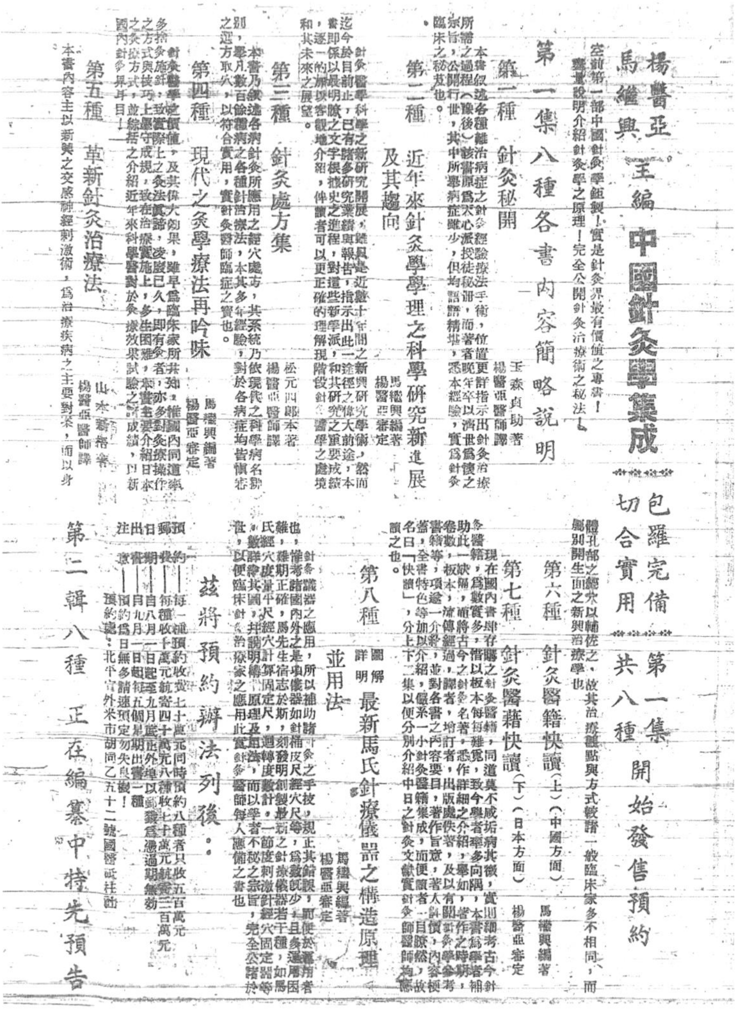

杨医亚 马继兴 主编　中国针灸学集成

包罗完备　切合实用　共八种　第一集开始发售预约

第一集 八种　各书内容简略说明

第一种　针灸秘开　王森贞劭著

第二种　近年来针灸学学理之科学研究新进展及其趋向　杨医亚审定

第三种　针灸处方集

第四种　现代之灸学疗法再吟味

第五种　革新针灸治疗法　杨继兴医师译

第六种　针灸医籍快读（上）（中国方面）　马继兴编著　杨医亚审定

第七种　针灸医籍快读（下）（日本方面）

第八种　最新马氏针疗仪器之构造原理并用法

第二辑 八种 正在编纂中 特先预告

兹将预约办法列后。

《国医砥柱》书影

注：1948年8月，《国医砥柱》第6卷第11期介绍杨医亚、马继兴主编的《中国针灸学集成》，其中包括8种针灸书籍：《针灸秘开》《近年来针灸学学理之科学研究新进展及其趋向》《针灸处方集》《现代之灸学疗法再吟味》《革新针灸治疗法》《针灸医籍快读（上）》《针灸医籍快读（下）》《最新马氏针疗仪器之构造原理并用法》。

　　《国医砥柱》是抗战期间在敌占区坚持发行时间最长的中医刊物，直到 1948 年 12 月因物价飞涨而停刊。

　　总之，《国医砥柱》杂志是民国时期北平地区最好的一片研究中医药学术的园地，是传递中医药信息的媒体，也是广大中医药从业者的"练武场"。而提供这块园地、创办信息媒体的机构就是国医砥柱社。国医砥柱社的组织者、领导者及参与者高举着发展中医药的大旗，在艰难困苦中创办了《国医砥柱》杂志，并使其保持延续发展，这应在北平中医发展史上记下浓重的一笔。

《华北国医学院第四届毕业纪念刊》书影

　　注：《华北国医学院第四届毕业班班史》记载了学院对杨医亚及其所创杂志大为赞赏之言，"陈君创编之《文医半月刊》及杨君（指杨医亚）之《砥柱月刊》（指《国医砥柱月刊》）尤为精明干练之代表，文字播扬，响应全国。于学术上，开我校未有之纪元；于名誉上，增我侪无限之光荣，是不能已于言者也"。

大医精诚

1938年夏，杨医亚从华北国医学院毕业，经考试取得行医资格，在北平开设国医砥柱月刊社附属诊所和杨医亚诊所。1939年，杨医亚先生还成立了国医砥柱总社附属中医诊疗院，院址设在北平西城北沟沿三十号国医砥柱总社内。诊疗科目主要包括内科、妇科、儿科、外科等。就诊患者颇多，外埠患者甚至可通函论症。"凡外埠通函论症者，来函须详述病者、男女性别、年龄、嗜好、体格肥瘦、起病原因、经过情形、现在病状、睡眠、饮食、舌苔、大小便、精神等挂号寄来。当将病理治疗、饮食忌宜及调养方法，详细答复。"杨医亚先生对患者常怀悲悯之心，不分贵贱，一视同仁，不分厚薄，不收礼品，为"嘉惠贫病送诊施药"。他认为早来看病的人，一般都是生活

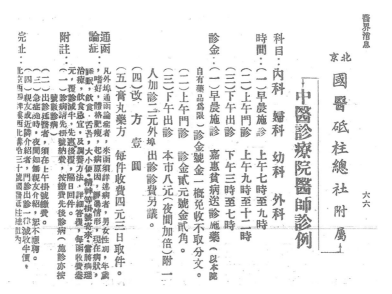

《国医砥柱》刊登的宣传国医砥柱总社附属中医诊疗院的广告

困难的人，于是早晨施诊"诊金、号金一概免收，不取分文"。他对治病不敢有丝毫懈怠，细心钻研，精益求精，不久便在名医云集的北平小有名气。

由于医术高明、医德高尚，使刚入医林、出道不久的杨医亚很快在名医汇聚的北平站稳了脚跟。就医的人络绎不绝，使他常常顾不上休息。在行医过程中，杨医亚常想，就医的患者多，而中医师严重缺乏，北平尚且如此，更何况全国各地呢？于是他萌生了兴办函授学校的想法。他对同事说："一个医生看的患者再多也是有限的，如果通过写书和函授，让更多的人学会中医，便可以救治更多的患者。"

杨医亚中医处方

创办函授学校

清代后期，受清政府废止针灸科及西方医学传入我国的影响，废止中医的声音不绝于耳，针灸难逃厄运。政府对针灸采取了限制、排斥乃至消灭的政策，针灸教育更是受到严重摧残，官方针灸教育完全停止。但是，针灸在广大人民心中仍然占有重要地位。为了挽救中华民族的宝贵遗产，民间开始创办各类中医学校，针灸学科是必修课程之一，学生必须掌握针灸知识。各地还纷纷成立针灸学社，举办各种规模的针灸医学函授班，以普及推广针灸医学。

杨医亚先生在民国初期针灸发展受到西方医学巨大冲击时，并没有因此迷茫，本就对针灸饶有兴趣的他积极面对挑战，希望通过自身的努力改变现状，使针灸学科规范地发展下去，并以此证明中医（针灸）是科学的、有效的。他在《国医砥柱》月刊中登载了大量针灸研究文献，连载针灸讲座，推广《精绘针灸经穴挂图》及精制针灸器具。为使针灸学不断发扬光大，他组织建立了中国针灸学术研究所。

在行医过程中，杨医亚萌生了兴办函授学校的想法。在分析近代针灸教育的背景和遭遇后，1939 年，杨医亚毅然在北平创办了中国国医专科函授学校（原为国医砥柱社函授部，后扩建为中国国医专科函授学校）及中国针灸学术研究所函授部学习班（有时称为中国针灸学研究所针灸函授班）。他亲自编写通俗实用的《针科学》《灸科学》等书籍作为针灸函授教材（后改编为《近世针灸医学全书》），以传授针术、灸术、配穴、针方等知识。

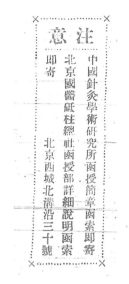

《国医砥柱》书影

注：1939年6月，《国医砥柱》第2卷第5期、第6期合刊刊登中国针灸学术研究所函授部招生广告。

　　杨医亚创办的中国国医专科函授学校学制原为1年，后调至2年，授四诊、病机、中药及临床各科诊断治疗等课程，学费最初为30元；针灸函授学习班学制原为6个月，后调至1年，授针术、灸术、配穴、针灸处方、针灸治疗等课程，学费最初为10元，经考试合格后，颁发毕业证书。两个函授班共招收学员200余名。函授班学员大多数是来自全国各省、乡、镇中医院的医生和志愿学习中医的年轻人。杨医亚亲自编写函授教材，并回答学员来信中提出的疑难问题。学员普遍反映函授教育帮助他们提高了医理和医技。杨医亚在1998年出版的《杨医亚针灸学》序言中写道："1939年编写的《近世针灸医学全书》当时为中国针灸研究所的函授针灸讲义。1954年为供给志愿者学习参考，曾删改出版，前后共再版4次。"

1（事啓） 柱 砥 醫 國

國醫砥柱總社擴展社務組織董事會啓事

本社成立以來，忽已七載，雖在物價高漲之中，依然不斷為中醫藥文化而努力，為董事台衔（董事台衔載持裡）由董事中選任錢今陽先生為董事，計事長，爰有董事會之組織，聘請京滬各地醫界領袖與楊總社長通力合作之下，本社前途必有長足之進步也，可預卜也，際此組織之初，為擴充社務力謀進展，際此組織之初與

國醫砥柱總社謹啓

錢今陽啓事

國醫砥柱滬社社長職務啓事

今陽不敏，謬長本社董事會，至乞吾道先進及全體社員讀者隨時惠教以匡不逮，則企幸焉。

國醫砥柱總社社長楊醫亞啓

國醫砥柱總社特請錢今陽先生以董事長兼總務主任資格仍行兼攝

楊社長事務亦隨之紛繁，已形成華中華南之中心，爰特請錢今陽先生以董事長兼總務主任資格仍行兼攝

國醫砥柱總社社長楊醫亞謹啓

國醫砥柱社函授部改名為中國國醫專科函授學校通告

國醫砥柱社函授部自成立以來，社員日增，成績頗佳，茲循各地醫界領袖之督促及社員之紛函請求，本社函授部改名為「中國國醫專科函授學校」由本社聘請諸董事陸仲仁先生為校長，楊醫亞先生為校長，國醫砥柱總社總務長張靜霞

本通告事本社擴充社務之中，工作繁忙，滬社事務亦隨之紛，希望社長兼總務主任之資格仍行兼攝滬社長職務，復由董事會准選今陽先生為董事長，為特通告

（滬社社址：上海派克路承興里KK九號）

國醫砥柱社函授部啓

為國醫砥柱月刊自第二十五期訂起通告

國醫砥柱月刊自發行以來，為容材料隨時增進充實，務使完美，幸蒙同道熱心贊許，入社定刊，以得自第二十四期之前各期早即完，凡近來入社定刊者，均得自第二十五期訂起，以免煩勞，國醫砥柱社發行部

不得不從事擴充以臻完善，故自即日起將本社函授部改名為

先生為教務社長在案，事關組織變更，為特通告

為通函問事請附郵資通告

本社成立數載，不忠實效勞，各方相助，同人等克勤服務，嗣後函問事件及問病詣，君，請惠賜回復，函問事項亦日多，社員閱者日眾，社員，請惠賜回復，郵資，否則概不作，復本社無不忠實效勞，惟郵資一項，不堪賠貼，差幸社務日臻發展，

應付，以致第二十四期之前各期早即完，凡近來入社定刊者常來函詢問，用特通告，勿再函問，一日，國醫砥柱月刊自發行以來，為

国医砥柱社函授部改名为中国国医专科函授学校

欲研究中醫之同志們望加入國立國醫專科函授學校

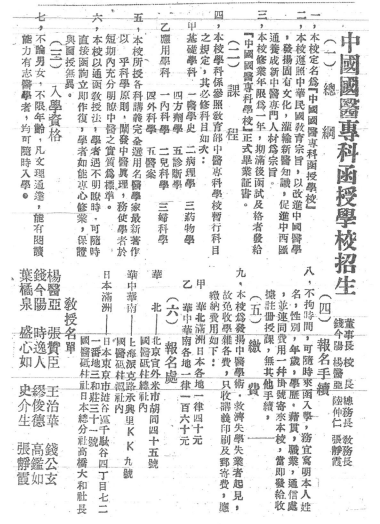

中國國醫專科函授學校招生

（一）總綱

一，本校定名為「中國國醫專科函授學校」

二，本校遵照中華民國教育宗旨，以改進中國醫學、發揚固有文化，灌輸新醫知識，促進中西醫通，養成新中醫專門人材為宗旨。

三，本校修業年限為一年，期滿後函試及格者發給「中國國醫專科學校」正式畢業証書。

（二）課程

本校學科係參照教育部中醫專科學校暫行科目之規定，其必修科目如次：

甲基礎學科 一醫學史 二病理學 三藥物學 四方劑學 五診斷學

乙應用學科 一內科學 二兒科學 三婦科學 四外科學 五醫案

四，本校學科參照教育部中醫專科學校暫行科目之規定，其必修科目如次……

五，本校所授各科講義完全選用名醫學家最新著作，以乎科學原則，闡發中醫異理，務使學者於短期內充分明瞭中醫之實質為標準。

六，本校以通函教授法，學者遇不明瞭時，可隨時直接函詢立即作復，學者如能專心修業，保證與面授無異。

七，（二）入學資格

不論男女，不限年齡，凡文理通達，能有閱讀能力有志醫學者，均可隨時入學。

八，不拘時間，可隨時來函入學，務宜寫明本人姓名、性別、年歲、學歷、職業、通信處，並連同費用一拼掛號寄來本校，當即發給收據，註冊授課，無其他手續。

九，本校為發揚中醫學術，救濟失學失業者起見，故免收學雜各費，只收講義印刷及郵寄費，應繳納費用如下：

（四）報名手續

（五）繳費

甲 華北 一律一百六十元

乙 華中華南各地一律一百四十元

（六）報名處

華北 北京宣外米市胡同四十五號 國醫砥柱總社內

華中華南 上海派克路承興里KK九號 國醫砥柱滬社內

日本滿洲 日本東京市澁谷區千馱谷四丁目七二一番地三十一號高橋大和社 國醫砥柱社日本總分社高橋大和社長

董事長 錢今陽　校長 楊醫亞　總務長 陸仲仁　教務長 張靜霞

教授名單

楊醫亞　錢今陽　葉橘泉　盛心如
張贊臣　張逸人
王治華　錢公玄
繆俊德　高鑑如
史介生　張靜霞

《中国国医专科函授学校招生简章》

注：此时的课程培养稍做变动，改为医学史、病理学、药物学、方剂学、诊断学及内科学、外科学、妇科学、儿科学等课程，此时的费用也有所涨幅。

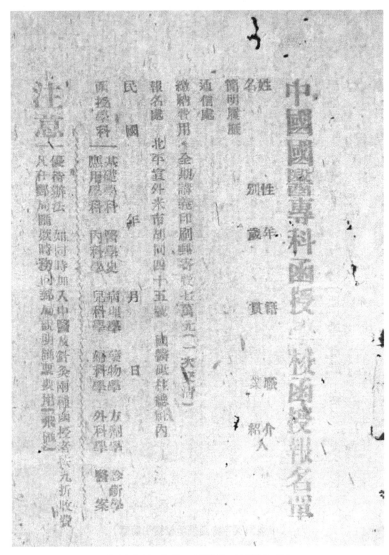

《中国国医专科函授学校函授报名单》

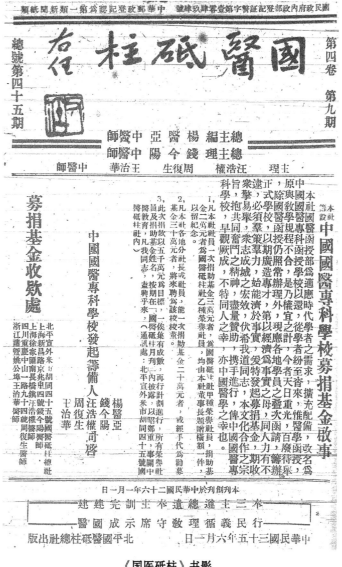

《国医砥柱》书影

注：1946年，杨医亚应时代学者之需求，扩充配备，为中国国医专科函授学校筹募基金。

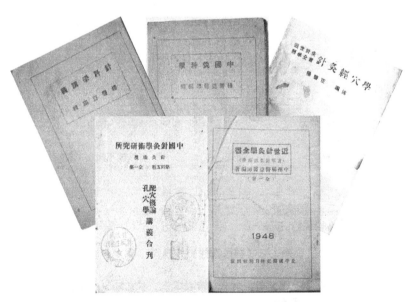

加入中國針灸學研究所針灸函授手續

資格：不限年歲，凡有閱讀能力，文理通順，均可通信入，能有閱讀能力，欲加針灸學者，均可加入。

報名：定期實欲加入針灸學，概論，前，收詳函須將姓名籍貫年歲詳細信息，連書書明，印同一處，即能實行治。

納費：(1)病理治療學，(2)經穴概論，(3)經穴學，(4)針灸治療學，(5)針灸科學，(6)實用針……个月，入針灸科函授學者拾元，來歲……發給任元寄來……花費實二元……

畢業：……

學科：……

國醫砥柱社製藥部精製良藥

▲瘧疾靈：主治 寒熱瘧疾 每包四角 八角

▲痢疾靈：主治 紅白痢疾 每包四付 陸角

以上二種凡代銷者批發在四十包者六五折

一百包以上者六折，二百包以上者伍伍折

國醫砥柱總社函授部招生：

1. 中醫函授——全期費用三十元

2. 針灸函授——全期費用十元

《国医砥柱》书影

注：1943年，《国医砥柱》第3卷第5期公布了加入中国针灸学研究所针灸函授班所需手续。

中国针灸学术研究所函授班所用的教材

为了扩大针灸的普及范围，杨医亚还成立了中国针灸学社（具体成立时间不可考，但是应该早于1945年）。中国国医专科函授学校及中国针灸学术研究所函授部学习班虽曾因抗日战争暂停招生，但在1946年7月时局稳定后即恢复招生。此时，中国国医专科函授学校学制改为2年，中国针灸学术研究所函授部学习班学制改为1年。两校共招收学员2000余名。杨医亚的这一创举使函授教育进入了一个崭新的阶段，赢得了中医界人士的广泛赞赏，在国内影响甚大。

加入中國針灸學社手續

資格——凡有志研究針灸學術，而文理通順，品行端正，不論男女，均可加入爲本社社員。

報名——欲加入本社須將姓名，名別，年齡，籍貫，職業，詳細通信處，寄來本社。

納費——入社時須繳納入社費四千元常年會費二千元（國外另加三千元）

權利——㊀中國針灸學季刊全年定價三千元社員得享受贈閱之利益，㊁附送社員證章一枚，㊂贈送社員證書一章，㊃其他權利與國醫砥柱社同

社址：北平宣外米市胡同乙五十二號中國針灸學社

《国医砥柱》书影

注：1947年4月，《国医砥柱》第5卷第6期、第7期合刊介绍了加入中国针灸学社所需手续。

本社於七月起恢復下列兩種函授招生優待八折

中國國醫專科函授學校函授招生（全期講義印刷郵寄費二萬五千元）

本校學科分爲甲，基礎學科：㊀醫學史，㊁病理學，㊂藥物學，㊃方劑學，㊄診斷學，

乙，應用學科：㊀內科學，㊁兒科學，㊂婦科學，㊃外科學，㊄醫案，

中國針灸學術研究所函授招生（全期講義印刷郵寄費一萬二千元）

函授學科計分：㊀針科學，㊁灸科學，㊂經穴學，㊃配穴概論，㊄實用針灸治療學，

以上兩種函授凡加入者請將姓名性別年歲籍貫通信處寫明並連同費用寄來當即發給收據註册

授課寄發講義茲爲恢復紀念優待起見凡在六月一日以前加入者一律按原定價八折收費

函授畢業年限中醫年限爲二年針灸年限爲一年期滿後函試及格者發給畢業證書（如初學感覺

自修時間不足可請求延長畢業如素具醫學根底者可請求提前畢業）

報名處：北平宣外米市胡同四十五號國醫砥柱總社內或國醫砥柱社各地分社均可

《国医砥柱》书影

注：1946年4月，《国医砥柱》第4卷第7期刊登恢复中国国医专科函授学校、中国针灸学术研究所函授部学习班的招生。

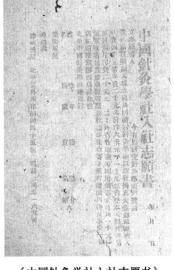

《中国针灸学术研究所函授报名单》　　《中国针灸学社入社志愿书》

出版发行《中国针灸学》季刊

1945 年 1 月 1 日，为配合针灸函授教学，杨医亚于北平正式面向全国发行《中国针灸学》创刊号。该刊于 1945 年 1 月创刊，至 1948 年 8 月停刊，计划出版周期为季刊，断续发行 5 期。创刊号主编是杨医亚，复刊号主编是焦勉斋。复刊时组建编辑委员会，成员包括：杨医亚、焦勉斋、钱今阳、曾天治、汪浩权、王治华。之后马继兴加入，并担任后 3 期主编。该刊广邀全国针灸名家赐稿，所载文章中西兼有，内容广泛，曾编译连载日本针灸著作《针灸秘开》。其间，杨医亚不厌其烦地回复学员来信中提出的疑难问题，同时积极与读者、作者交流互动，不断改进办刊思路，培养了大批针灸人才，在针灸教育方面发挥了积极作用。该刊的创办及发行切实助力了彼时针灸的传播与发展。

　　《中国针灸学》季刊最初由位于北平宣武门外米市胡同四十五号的中国针灸学季刊社出版，由国医砥柱社印刷部印刷，中国针灸学社发行部为其总发行所。《中国针灸学》出刊一度，便告停刊，其主要原因是受《国医砥柱》停刊的影响。《中国针灸学》在编辑人员、期刊印刷等方面都依赖国医砥柱社，而《国医砥柱》杂志受当时社会环境影响于1945年3月出版第4卷第1期、第2期合刊后首次停刊。如杨医亚于《国医砥柱》第4卷第5期中所述："出版七期，即逢事变，因环境之恶劣，不得不暂行停刊。"鉴于此，《中国针灸学》亦无法继续开办。

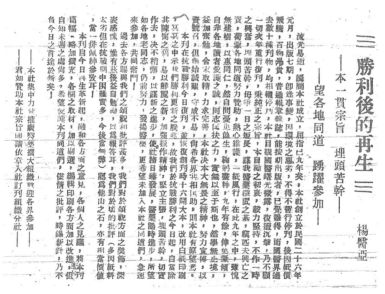

《国医砥柱》书影

　　注：1946年2月，杨医亚在《国医砥柱》发表《胜利后的再生》一文。文中言："出版七期，即逢事变，因环境之恶劣，不得不暂行停刊。"鉴于此，《中国针灸学》亦无法继续开办。

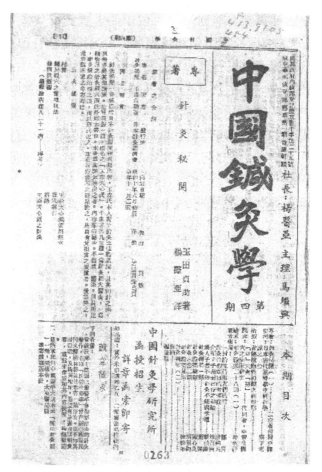

《中国针灸学》书影

注：《中国针灸学》第4期首次刊登杨医亚所译的玉森贞助著作《针灸秘开》。

抗日战争结束后，国民政府为巩固自己的新闻阵地，对北平地区各类报纸、杂志等进行严格整顿管理。《中国针灸学》因待政府核准、登记等事宜，一直处于停刊状态。1945年12月，国民政府内政部开始陆续公布已核准登记的刊物。《中国针灸学》

经内政部整饬核准并记录在案，登记证字号为 25，并经"中华邮政"登记认定为第一类新闻纸类。1946 年，《国医砥柱》第 4 卷第 6 期、第 7 期、第 8 期 3 期连续刊载"自六月一日起恢复该期刊（《中国针灸学》）订阅的消息"，并在第 4 卷第 9 期刊登《中国针灸学》征文启事。之后，杨医亚在《国医砥柱》中发表《〈中国针灸学〉季刊启事》，文中言："本刊原定七月出版，因登记证未经发下，未能准时出版，现奉中央令准予出刊，特定于十月一日正式出版……"

《国医砥柱》书影

注：1946 年，《国医砥柱》第 4 卷第 6 期发布《中国针灸学》和《验方集成》复刊广告。

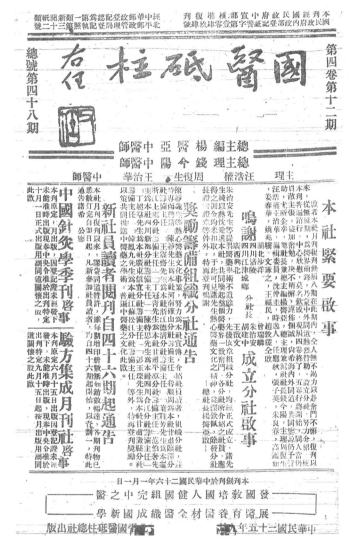

《国医砥柱》书影

注：1946年9月，杨医亚在《国医砥柱》中发表《〈中国针灸学〉季刊启事》一文。文中言："本刊原定七月出版，因登记证未经发下，未能准时出版，现奉中央令准予出刊，特定于十月一日正式出版……"

　　1946 年 2 月，《国医砥柱》复刊，这为《中国针灸学》的复刊提供了依附条件。1946 年 10 月 1 日，《中国针灸学》复刊号正式出版。复刊号发行之后，该刊出版社地址迁至北平宣武门外米市胡同乙五十二号。其后，《中国针灸学》复刊第 2 期、第 3 期、第 4 期陆续发行，时间依次为 1947 年 6 月 1 日、1948 年 1 月 1 日、1948 年 8 月 1 日。

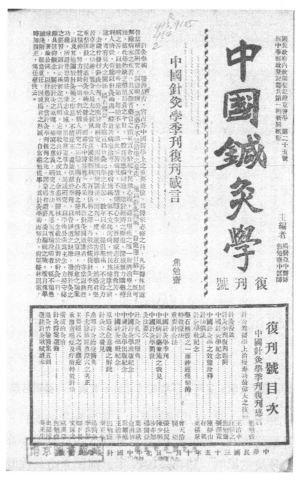

《中国针灸学》复刊号

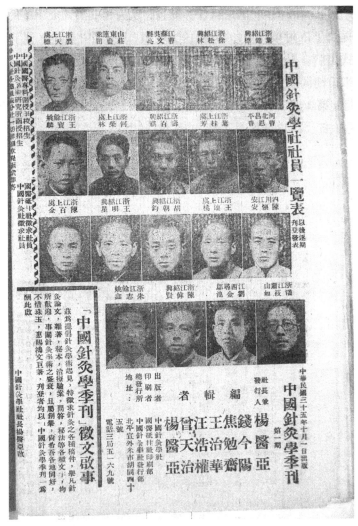

《中国针灸学》复刊号所载的《社员一览表》与编辑名单

1948年8月1日，《中国针灸学》第4期出版发行，之后该刊物宣告最终停刊。停刊原因主要与以下几点有关。首先是受当时社会环境的影响。1946—1949年，国民党南京政府执行的中医政策出现大幅度摇摆，这十分影响中医各方面的发展。其次是受经济方面的影响。1948 年，国内通货膨胀十分严重，纸张价格上涨较多，致使《中国针灸学》办刊资金紧张。而该刊定价也不得不上调，创刊号时其定价为全年 20 元，第 2 期时其全年定价已飞涨至 6000 元（注：民国期间，币制频改，日本投降后，国民政府通行法币，与之前所用纸币兑价为 5 ：1）。因此，其订阅量受到一定影响，期刊的正常运转受到限制，继续开办十分艰辛。另外，还有一点不可忽视。鉴于通货膨胀，《国医砥柱》的连续开办也已非常困难，继第 7 卷第 1 期、第 2 期最后一次合刊于 1948 年 11 月 1 日出版后，《国医砥柱》宣告停办。如此一来，《中国针灸学》在印刷及编辑等方面的依附条件消失。

后来，杨医亚于 1949 年受聘为华北国医学院院长，开始从事中医高等教育工作。由于其工作重心转移，该刊不再有复刊的机会。最终，《中国针灸学》共刊行 5 期，便退出历史舞台。

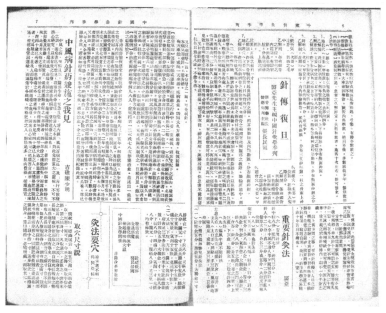

杨医亚在《中国针灸学》季刊上发表文章《重要针灸法》

柱砥醫國　　（啟一貳）　10

徵求針灸稿件

特徵求針灸之各種稿件，舉凡針灸論文、雜著、秘本、治療驗案、問答、秘法，不惜珠玉惠賜鴻文巨著。爰刊登者文字均以《中國針灸學》為酬。此啟。

國醫砥柱總社啟

特刊「驗方集成」徵稿通告

（前略）敝社擬編纂《驗方集成》一書，徵集國內民間各種驗方，重化使一非其實，一遍搜求……伏思閭巷各地之秘密之境，固有本社之明有，之寶藏……進而特供獻于世界，界成則一則一致……驗方集成……經濟助推……國民賜其經驗，單各地應之……或方藥之不或……

國醫砥柱社社長楊醫亞敬啟

預約「袖珍針灸經穴便覽」諸君公鑒

預約「袖珍針灸經穴便覽」一書，充遠用……至珍穴便覽，殊不覺意默自……如在八月初版發出，當於未出版前預定者……只待預定收洋……一元四角望速定……者每部……諸君以此款贈……以出五百可照……版號後辦法每期，預部該定者價每一件售……元再後……

國醫砥柱社啟

《国医砥柱》书影

注：1943年，杨医亚于《国医砥柱》第3卷第1期发表《征求针灸稿件》一文。文中言："兹为提倡针灸学术起见，特征求针灸之各种稿件，举凡针灸论文、杂著、秘本、治疗验案、问答、秘法等各种文字，均所欢迎，事关针灸学术之盛意，且属创举，尚希吾各地同好，不惜珠玉，惠赐鸿文巨著。刊登者均以《中国针灸学》为酬，此启。"此资料能否说明1943年杨医亚就开始筹办《中国针灸学》季刊有待考证。

出版发行《验方集成》月刊

20世纪40年代，中医学处境艰难，不仅面临被废除的危险，被扣上"不科学"的帽子，还面临战乱频发，民生凋敝，民间药方散失的困境。于是，杨医亚于1941年7月，在《国医砥柱》第2卷第11期《特刊〈验方集成〉征文通告》中

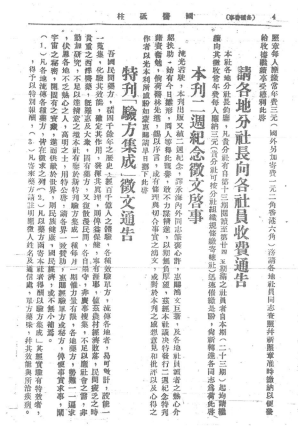

1941年7月，《国医砥柱》第2卷第11期发布的
《特刊〈验方集成〉征文通告》

言："吾国民间药方，积四千余年之历史，经百千亿人之体验。各种效验单方，流传各地者，曷可□（佚失）计。设能一一搜集，化验其效能，确定其作用，发挥其真理，则裨益保健，宁有涯耶。值兹农村经济败落，民间疲乏之时，贵重之西洋医药既难惠及大众，固有药方又复散漫民间，各自墨守。非广事搜集，不足以应社会之需，非勤加研究，不足以达精意之境。本社有鉴于斯，特刊《验方集成》一种……"《验方集成》于1941年正式发刊。但是由于正值战乱，1941—1943年，该杂志陆续出版发行9期。后直到1946年10月，《验方集成》月刊才顺利复刊，此后陆续发行2年，复刊后共发行1卷10期。

《验方集成》的相关广告

注：此广告称"本刊是中国唯一验方专刊"，此时定价为1元。

楊醫亞
汪浩權主編。驗方集成月刊

免不常自載一
收可，療，切
，不凡常推疾本
航讀研識翻病刊
寄也究，秘自載
另，中保方療歷
加全醫障惡法代
航年及民習，經
費十欲族，驗
二二得健公奇
千期醫康及效
元。二之藥，疾方
。二集搜病自
千一般集治療療
四精自療，，秘
百粹療等自方
元療，名療自
，者均非間詳凡

是家庭醫藥之顧問　是個人自療之恩物
是大衆健康之指南　是學醫臨床之捷徑
方藥，貴賤不
方法，奇效良方
方療，無不詳
方治療，民間
方增名，貴民
方單病，均非

《国医砥柱》书影

注：此图为《国医砥
柱》上刊登的《验方集
成》广告，此时定价变为
两千四百元。

《验方集成》复刊号

担任职务

在创办《国医砥柱》杂志后，杨医亚的影响力越来越大。各地医学报社或医药公会纷纷聘请他为撰述主任、名誉理事、顾问等。1943年，杨医亚被施今墨先生聘为北平华北国医学院教授，主授伤寒学。他在讲授《伤寒论》时大胆应用通俗易懂的语言，打破原文编序，将同类证候重新综合归纳，既使脉络分明，释疑解惑，又使重点突出，避免了"以经释经，以古释古"的讲解俗套。学生反响良好，课堂效果大大提高。此时，他同时做大学教授、函授教育及行医3份工作，十分忙碌，之后又被多方聘为董事、办事主任、馆长等。

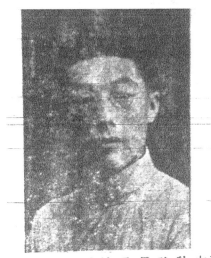

（影近摄编德象民社社本）

亞醫楊

1943年，《国医砥柱》第3卷第4期发布的杨医亚照片

部分担任职务列表

年份	月份	任职
1937 年	1 月	浙江国医学院名誉干事
	3 月	中医改进研究会名誉理事及顾问
		江苏吴县（现已撤销）寿世报社特约撰述员
	4 月	上海国医学杂志社董事
		河南国医改进研究会撰述主任
		山西洪洞佛礼研究报社医药顾问
1939 年	8 月	四川大邑国医支馆季刊撰述主任
1943 年	–	华北国医学院教授
1946 年	3 月	重庆医学导报社高级顾问
	4 月	中国医药改进会名誉理事
		四川省医药学术研究会名誉理事
	5 月	中央国医馆江苏分馆顾问
	6 月	华中医药报社特约撰述兼北平分社社长
		江苏省国医分馆顾问
	7 月	武进国医专科学校董事
		南通中医专科学校校董
		新中华医药学会出版事业委员会委员
		杭州健康医报社特约撰述
	8 月	河南确山县中医师公会顾问
		中央国医馆绥远省（现属内蒙古自治区）国医分馆顾问
	10 月	中央国医馆名誉理事
		全国中医师公会联合会设计委员
	11 月	中国医药研究月报社特约撰述
		平民医药周报社北平社社长兼编辑顾问
		华西医药杂志社编辑委员

续表

年份	月份	任职
1947年	1月	兰州市中医师公会顾问
		甘肃省文县中医师公会顾问
		上海市中医友声社名誉理事
	4月	松阳县外科研究会名誉理事
	6月	中医药周刊总社主理
	8月	松阳县国医支馆顾问
		松阳县中医师公会顾问
	9月	武进国医学会名誉理事
		甘肃灵台县中医师公会顾问
		长沙卫生报社特约撰述
	10月	浙江诸暨县（现诸暨市）中医师公会顾问
		山西介休县（现介休市）医师公会顾问
		四川中江县中医师公会顾问
		四川松潘县中医师公会医药顾问
	11月	浙江诸暨县中医师公会事业基金劝募委员会名誉委员
		安徽旌德县中医师公会顾问
	12月	中华民国全国中医师公会联合会华北办事处主任
1948年	1月	中央国医馆北平市分馆馆长
		中央国医馆北平市分馆董事会董事
	2月	私立南通中医专科学校校董
	3月	江苏省中医师公会顾问
		宁夏省（现宁夏回族自治区）中宁县医师公会医药顾问
1949年	–	华北国医学院院长

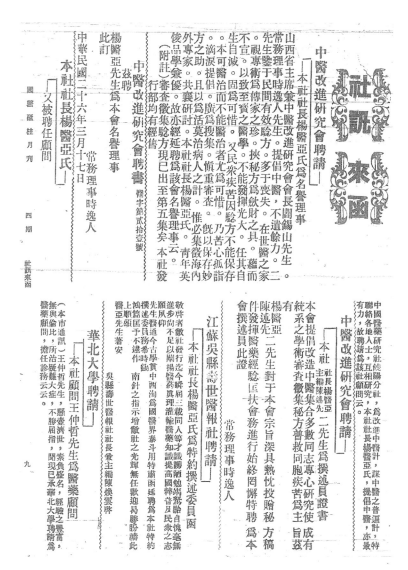

《国医砥柱》书影

注：1937年3月，杨医亚被中医改进研究会聘为名誉理事及顾问。

中央國醫館委令三件

中央國醫館委令

委字第一號

茲委派諏員為本館北平市分館館長

此令

館長 焦易堂

令楊醫亞

中華民國三十七年元月一日

最近聘函一束

中華民國全國中醫師公會聯合會上海辦事處聘書

中字第五五號

茲敦聘

台端為本辦事處顧問

此致

楊醫亞先生

主任 陸清潔

中華民國三十六年一月 日

中華民國全國中醫師公會聯合會聘書上

京全秘字第三二七號

茲敦聘

台端為華北辦事處主任

此致

楊醫亞先生

理事長 鄒曼青

常務理事 覃登勤 余登甫 任應秋 曹燮陽

中華民國三十六年十二月十七日

江蘇省中醫師公會聘書

江字第三六號

茲敦聘

台端為本會顧問

此致

楊醫亞先生

理事長 諸澗庭

中華民國三十七年三月

私立南通中醫專科學校聘書

茲敦聘

台端為本校校董

此致

楊醫亞先生

校長 章次公

副校董 朱良春

中華民國三十七年二月

經夏省中寧縣醫師公會聘書

茲敦聘

台端為本會醫務顧問

此致

楊醫亞先生

理事長 李重九 常務理事

中聘字第七號

中華民國三十七年三月

最近聘函一束

中央國醫館聘函

京聘字第二一四號

茲敦聘

台端為本館名譽理事

此致

楊醫亞先生

館長 焦易堂

全國中醫師公會聯合會聘書

京全秘字第一二一號

茲敦聘

台端為本會設計委員

此致

楊醫亞先生

理事長 鄒曼青

常務理事 覃登勤 余登甫 任應秋 曹燮陽

中華民國三十五年十月二日

杨医亚的部分聘函

　　1949 年，施今墨另有重任，于是杨医亚被聘为北平华北国医学院院长。当时北京刚刚解放，百业待兴，国医学院师资力量严重不足，杨医亚先生不仅亲临讲台执教，还诚聘全国各地著名中医任兼职教授，圆满完成教学工作。其被誉为北平"四小名医"（包括董德懋、赵云成、朱泽华、杨医亚）。自此，杨医亚开始从事中医高等教育工作，步入人生的下一个阶段——教学之路。

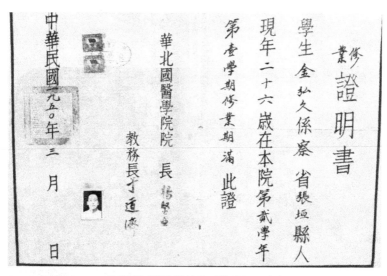

华北国医学院学员的《修业证明书》

　　注：1950 年，在华北国医学院学员的《修业证明书》中，杨医亚作为院长签名。

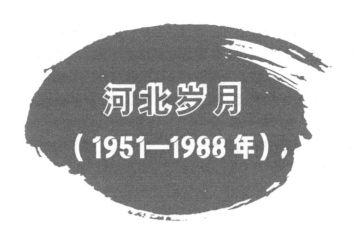

河北岁月

（1951—1988 年）

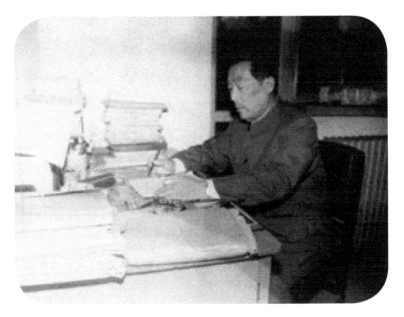

教学之路——兴贤育才，杏林成荫

教书育人

中华人民共和国成立后，杨医亚先生于 1951 年毅然担任公职，停办诊所、杂志，只留一家药房交由夫人李竹溪经营。他受卫生部（现国家卫生健康委员会）委派，带领部分在京中医来到河北石家庄，帮助当时卫生人才缺乏的河北省卫生厅（现河北省卫生健康委员会）开展中医培训工作，并负责《河北卫生》编审工作。

1952 年，为继承发扬中医学，大量培训中医人才，杨医亚先生被河北省卫生厅调至保定中医进修班任班主任之职，负责教学工作，讲授伤寒学、中药学、针灸学等课程。他教学经验丰富，授课风格清新素雅，语句生动活泼，遣词恰到好处，表述简练流畅，深受学员好评。

1954 年，又因工作需要，杨医亚奉命到石家庄筹建河北省中医进修学校，负责教务工作。中医进修学校的任务是培训在职中医骨干人员，学制 6 个月。杨医亚先生根据学员已有多年中医临床经验的具体情况，安排课程以中医基础理论为主，以提高学员的辨证论治能力。同时，其还让学员兼学西医基础课程及临床各科课程，以提高中医药人才队伍的素质。杨医亚先生利用课余时间组织临床病例讨论，使学习氛围生动活泼，也让学生能够学以致用。河北省中医进修学校共招生 8 期，为河北省各医院培训了一批在职中西医人才。

随着中医教育事业的快速发展，1956年，北京、上海、南京、广州、成都率先成立中医学院，嗣后全国各地也相继建立中医学院。1957年，杨医亚先生因历史原因，遭受不公正待遇。据杨医亚女儿杨光源女士回忆，其北京家中的院墙上曾写有"国医砥柱"四个大字，在此期间被完全摧毁。杨医亚忍辱负重，默默工作，依旧忠心耿耿，没有怨言。

杨医亚先生于1958年被调至河北中医学院任教，1959年被调至河北中医研究院任编辑，1965年被调至天津中医学院任教。1966年，卫生部委托天津中医学院在河北昌黎县举办学制1年的"半农半医"学习班。天津中医学院在津冀两地物色集中西医各科理论、临床、教学于一身，又擅长编写教材的人物，最后认为杨医亚先生是最佳人选，故请杨医亚先生出任学习班主讲。杨医亚根据河北各地"半农半医"学员文化程度不一、临床经验参差不齐的状况，结合以往办函授教育的经验，亲自为学习班编写适用教材。他与学员同吃同住，亲自讲课，因材施教，倾囊以授，诲人不倦。在课堂教学中，他言简意赅、深入浅出，并把部分时间留给学员，组织提问，开展讨论，分析病例，将理论与实践相结合。课后，学员时常登门求教。其对于文化程度不同的学员给予或深化或浅显的讲解，不厌其烦地悉心指导，尽量满足学员的不同诉求。他不负众望，保质保量地培养了大批农村医生。

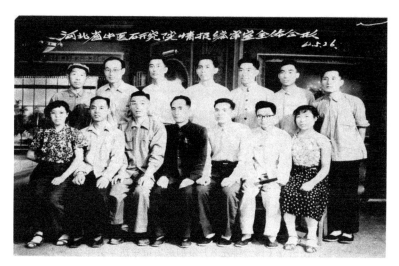

杨医亚与河北中医研究院同事合影

> 注：此为 1962 年，杨医亚在河北中医研究院工作时与同事的合影。后排左起：张伯宇、张之路、刘汉章、韩允中、刘延卿、朱进方、杨连卿。前排左起：王圭芬、赵之欣、杨医亚、黄月庭、郭延辰、姜化龙、朱芸萍。

1969 年，天津中医学院迁至石家庄，与河北医学院合并为"河北新医大学"，杨医亚先生在中医系任教。其间，他带领中医系 65 班学生深入栾城农村，在极端艰苦的环境中开展实践教学、巡回医疗工作。他视学生为己出，视患者为亲人，亲自带教，亲自诊疗，医术精纯，耐心之至，较好地完成了教学和医疗任务。1979 年，杨医亚先生任河北新医大学科研处副处长，同时晋升为中医教授，后加入九三学社（待考），1983 年加入中国共产党。

在河北教学期间，杨医亚不忘自己背负的使命，频繁出席各种高级中医活动与会议，与各位专家共商中医大计，为河北中医事业，乃至全国中医事业做出了重要的贡献。

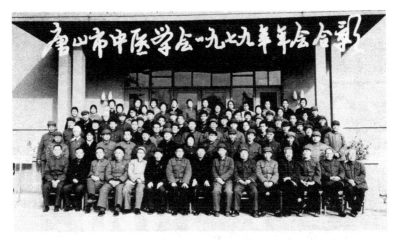

1979 年，杨医亚（第一排左 8）参加唐山市中医学会年会的合影

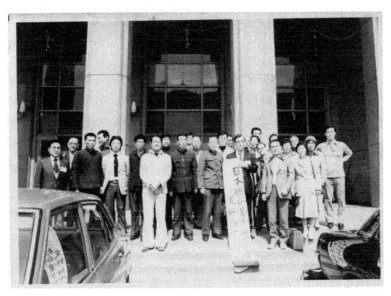

1979 年 4 月，中日综合汉方研究会访问中国时的合影
（杨医亚在第一排左 6）

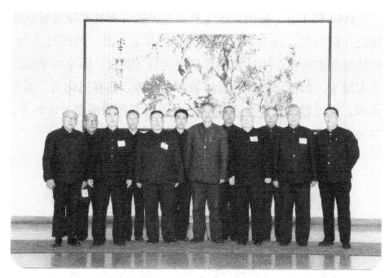

杨医亚（右1）出席中医相关会议（1）

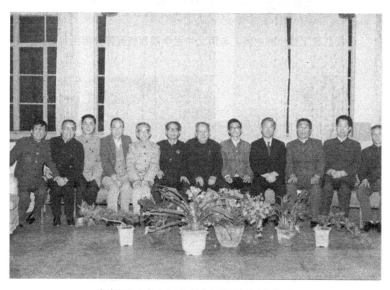

杨医亚（右3）出席中医相关会议（2）

1984年1月，杨医亚先生被调至经教育部批准恢复建制的河北中医学院。此时，杨医亚先生已年近古稀。他不辞辛劳，担任河北中医学院中医基础教研室主任、教授。课堂教学虽已大大减少，但他仍旧关注青年教师的培养。他春风化雨、润物无声、忠诚教育、终生不渝，是中医教育界的楷模。1988年，74岁的杨医亚先生退休。

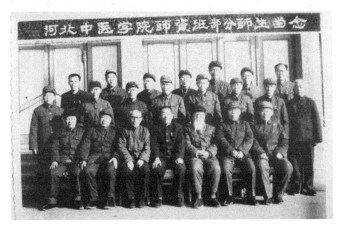

杨医亚（第一排中间）与河北中医学院师资班部分师生留念

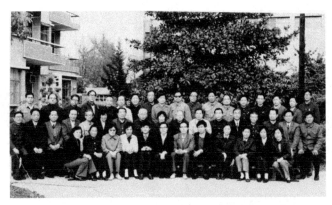

1987年4月，杨医亚（第二排左7）在上海崇明岛与
《中国医学百科全书》编委的合影

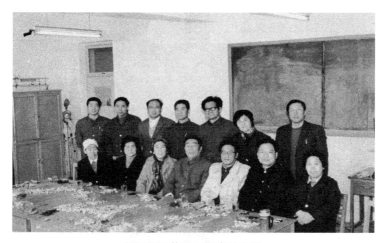

杨医亚退休时与同事的合影

注：1988年，河北中医学院中医系教职工在教研室欢送杨医亚先生退休。后排左起：张尊茹、牛兵占、李渡华、邓梦发、李士懋、赵娣桃、董进洲。前排左起：周克诚、郭惠印、于鸿玲、杨医亚、宗全和、王庆坤、孙岩。

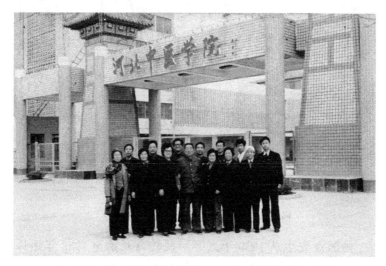

1988年，河北中医学院中医系在河北中医学院门口合影

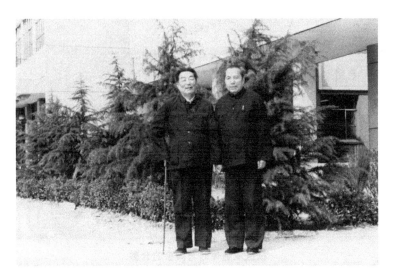

杨医亚在河北中医学院与同事合影（1）

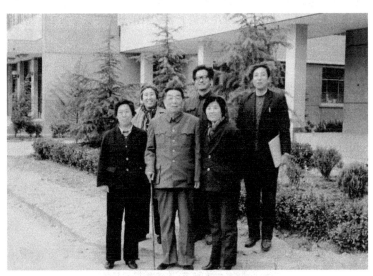

杨医亚在河北中医学院与同事合影（2）

　　杨医亚先生从1939年兴办函授教育开始至1988年退休，一直从事中医教育工作，登台执教近50年。他为中医事业担当大任，无怨无悔，为岐黄医术鞠躬尽瘁，建功立业，还为中医事业培养了大批栋梁之材，在中医教学、科研和临床工作中发挥着承前启后的作用，正可谓"杏林结硕果，桃李满天下"。

他始终平和豁达、为人低调、宠辱不惊，在几十年行医、执教的坎坷历程中，先后任国医砥柱社社长，北京华北国医学院院长，中华全国中医学会第一届理事，中华全国中医学会河北省分会副理事长、顾问，河北省中医理论整理研究委员会主任，卫生部高等医学院校医学专业教材编委会委员，《中国医学百科全书》编委会委员，《中医大辞典》编委会委员，北京光明中医学院顾问，河北省高等学校高级职称评审委员会中医评审组组长，河北新医大学科研处副处长、中医系学位评审委员会主席，河北中医学院中医评审委员会主席，河北中医学院中医基础教研室主任，河北中医学院教授，河北省平山中医学校名誉校长，河南张仲景国医大学名誉教授，中国中医研究院研究生论文答辩委员会委员，《河北医药》编委，《河北中医》《河北医学院学报》副主编等多种职务。他坚持为振兴中医、发扬光大岐黄之道艰难跋涉、披荆斩棘、开拓前进，把毕生精力奉献给中医事业。

博观约取

杨医亚先生在创办《国医砥柱》月刊期间一边读书，一边学习各位名医与同道的医术与思想。之后为了办学和函授需要，他通过自己的诊所或国医砥柱社印刷出版了《针科学讲义》《中国灸科学》《近世针灸医学全书：针灸经穴学》《近世针灸医学全书：实用针灸治疗学》等针灸书籍。中华人民共和国成立后，其应众多读者的要求，不忘复兴中医的初心，将上述书籍重修再版。

《针科学讲义》是为开办中国针灸学术研究所而编写的讲义，1938年刊行，1946年出版发行第三版，而后又多次再版，惜如今各版未能全部得见。中华人民共和国成立后，《针科学讲义》更名为《中国针科学》。该书内容包括针术的定义，针之构造、种类、制法、选择，针刺之练习、方式、方向，针刺之手技，刺针刺激之强弱，注意事项，方法，适应证，禁忌等。杨医亚是位经验丰富的医家，他重视针刺练习、针刺方法。该书对针术手法及进出针时的注意事项等内容进行了详细介绍，这些内容对临床针灸医生有很大的帮助。

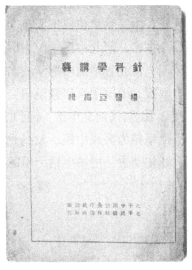

《针科学讲义》

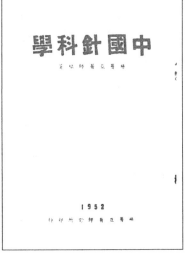

《中国针科学》

《中国灸科学》刊于1937年，1952年已经出版发行至第六版。全书分为19章，主要论述艾灸防病治病的作用与方法，包括阐述灸术的定义、种类、原料，介绍灸法能促进血液循环、扩张血管、调节神经精神系统功能作用等，陈述施灸方法、适应证、禁忌证、取穴法等。全书言简意赅，是关于灸科学的一部佳作。

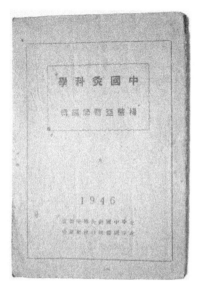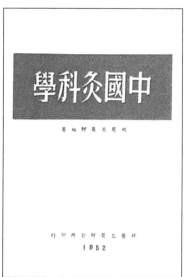

两版《中国灸科学》

　　《配穴概论》《孔穴学》两本书在民国时期发行的版本中合订为一册，1937年初刊，1947年出版发行至第四版。《配穴概论》第一页题"配穴概论讲义"。该书记载配穴概念：配穴乃某穴之特性，与某穴之特性，互相佐使，而成特效之功用，犹之用药，某药为君，某药为臣，相得益彰也。整个讲义介绍了"大椎－曲池－合谷""合谷－复溜""曲池－合谷"等31组穴位的功能主治，对临床颇有指导意义。《孔穴学》首页题"孔穴学讲义"。第一章总论，介绍孔穴学之由来；第二章穴名及部位，按头部颜面部颈部、胸部腹部、侧腹部、背部、肩胛部上肢部、下肢部6部分介绍人体穴位之定位，为临证取穴提供定穴标准。"此讲义用解剖学上之位置，俾读者得知孔穴准确之位置。"

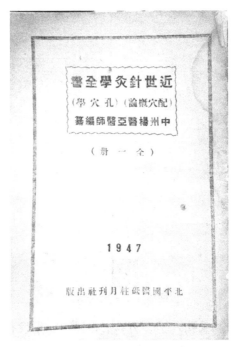

《近世针灸医学全书：(配穴概论)(孔穴学)》

　　《近世针灸医学全书：实用针灸治疗学》1937年初刊，1948年出版发行至第五版，为《近世针灸医学全书》治疗篇部分的早期底本。全书共分7章：第一章循环器疾患，分3节，介绍了心脏器疾患、心脏之神经疾患等；第二章呼吸器疾患，分6节，介绍了鼻、喉头、气管、肺脏等部位相关疾患；第三章消化器疾患，介绍了口腔疾患等；第四章泌尿器疾患，分2节，介绍了肾脏、膀胱疾患；第五章介绍了生殖器疾患；第六章介绍了运动器疾患；第七章神经系统疾患，分4节，介绍了末梢神经、脊髓、脑髓等部位的疾患。整体来看，此书介绍之疾病接近中华人民共和国成立初期对疾病的分类。该书还将西医的病名引入，对后世影响巨大。此外，书中对疾病的病因、症状、疗法等介绍得颇为详细，临床参考价值极大。

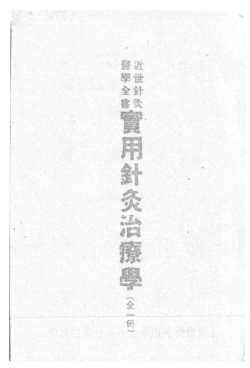

《近世针灸医学全书：实用针灸治疗学》

以上几本杨医亚针灸著作现在皆可见其在民国时期出版发行的版本，而目前尚未得见《近世针灸医学全书：针灸经穴学》在民国时期出版发行的版本，只能见到1951年3月由杨医亚医师诊所出版的增订铅印木。该书为《近世针灸医学全书》经穴学部分的早期底本。全书分为五大部分，包括7幅全身经穴图、总论、经穴各论、临床上重要经外奇穴与参考编。其中，总论分为2章，主要介绍经络和穴位相关内容；经穴各论分为20章，介绍了十二经脉与奇经八脉上的穴位；临床上重要经外奇穴共介绍了81个常用经外奇穴；参考编分为3章，包括同名异穴、经穴异名与附录。该书具有极高的临床价值与文献价值。

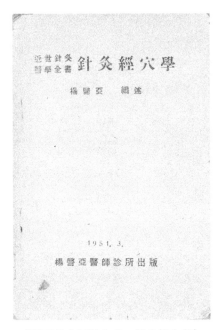

《近世针灸医学全书：针灸经穴学》

杨医亚先生十分重视与日本的针灸学术交流，汲取百家之长，在他创办的《国医砥柱》月刊中经常刊登日本学术论文，并于1943年专门设立"汉和医药讲座"专栏，连载日本学术论文。他凭着深厚的日文功底，翻译了大量日本针灸著作，如《针灸秘开》《针灸治疗学纲要》《针灸处方集》《最新针灸治疗医典》等。更为重要的是，其将西医病名引入针灸书籍之中，使读者耳目一新，从全新的角度认识针灸，这对后世影响颇为深远。

日本近代针灸权威玉森贞助在针灸方面造诣颇深，其针刺方法、风格异于诸家，自创一派，名曰"玉森天心派"。《针灸秘开》原为玉森氏授徒秘本，直至晚年方才公之于世。书中叙述了疑难杂症的针灸疗法，详述了针刺手法、腧穴位置及疗程、预后等。该书在针刺法中介绍了"玉森天心派"的5种针法，包括：撚针法、管针法、打针法、皮肤针法和散针法。其中，管针法清洁卫生、利于进针，在现代被大力提倡应用；打针法、散针法对痛证治疗效果好；皮肤针法适用于小儿，其虽与现代针灸针法基本相同，但亦有独特之处。该书用西医病名介绍各种疾病的辨证论治，选用经穴多是经验之谈，切合实用，便于读者学习比较和临床操作，并使其思路开阔，耳目一新。杨医亚先生根据多年经验对该书进行编译，曾在《中国针灸学》季刊中对其连续刊载，以供临床治疗参考之用。该书于1948年10月在北京出版，于1953年11月由上海千顷堂书局出版并多次印刷，于1956年8月由上海卫生出版社出版并多次印刷，于1958年12月由科技卫生出版社出版并多次印刷。

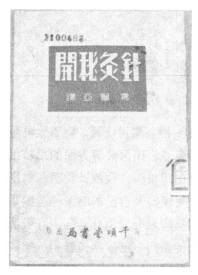
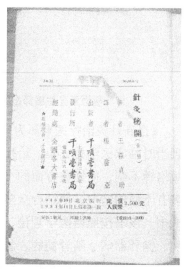

1953年11月，上海千顷堂书局出版的《针灸秘开》

1938年10月，杨医亚先生编译出版日本·摄都管周桂所著的《针灸治疗学纲要》。至1951年9月，该书已再版3次，并于1951年10月出版发行第四版。该书以杂症、妇人科、难产、小儿科为纲，以中医病名为目。其中记载了杂症75病、妇人科

6 病、难产 11 病、小儿科 10 病。书中阐述了相关疾病的病因病机与针灸治疗方法，对临床有重要参考价值。

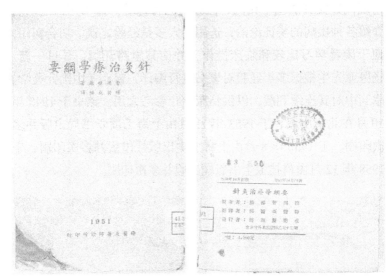

杨医亚先生编译出版的《针灸治疗学纲要》

《最新针灸治疗医典》为日本·柳谷素灵所著。柳谷素灵看到当时临床医学处方集、治疗医典、临床医典等方面的书籍出版络绎不绝，而针灸方面的书籍出版很少，致使针灸医师临证多有不便的情况，便结合众多针灸医师及自己的临床经验编写成书。该书按照西医学理论，将疾病划分为消化器病、呼吸器病、循环器病、脑脊髓病、急性传染病、泌尿生殖器病、产科妇科病、皮肤病、外科病、麻痹关节病、精神病、急救、小儿病、眼病、耳病、鼻病等门类，不再赘述疾病病因、症状、病理、诊疗等，直接详尽叙述每种病证治疗的经典选穴处方，编写内容简单实用，切中要害，有重要临床参考价值。该书由杨医亚先生编译，于 1953 年 11 月由上海千顷堂书局出版。在该书的参考篇中，杨医亚先生凭借自己多年经验，结合原著介绍了 15 种重要针灸法，如祛湿针法、祛热针法、祛风针法、下气针法、跌仆疼痛针法、安产针法、安眠针法、腹痛针法、促呕吐针法、诸痛针法、大热针法、宿酒沉醉针法、出血不止针法、活针法等，多以百会、风府、足三里、三阴交等穴作为主要用穴。这对临床诊疗有重大指导意义，影响极为深远。

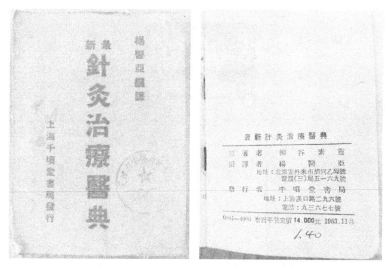

杨医亚先生编译出版的《最新针灸治疗医典》

杨医亚先生还对日本·松元四郎平的《针灸临床治方录》及日本·代田文志的《临床治疗要穴》进行综合编译，形成《针灸处方集》。该书于 1954 年 5 月由上海千顷堂书局出版，此后多次印刷。他在书中写道："我所以介绍国内读者以此书者，实因有感于国内针灸书籍之贫乏，特别是应用'现代病名'的针灸处方作品，闻不一睹，而国内临床界的需要，又复殷迫。近 10 年来，我屡接读者来信，希望此类参考书的出现，因此辑译了国外的这两本小册子，以介绍给读者。"

该书分为两篇：第一篇为针灸临床治方录，分呼吸器病、消化器病、泌尿生殖器病、神经系病、传染病、外科及杂病、妇人病等七章；第二篇为临床治疗要穴，共十二部分，也以呼吸器病、循环器病、消化器病等类次。书中采用西医学病名，将各病适用的穴位一一列出，极便于检索，可供临床参考。

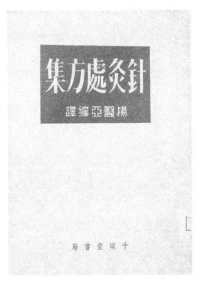

杨医亚先生综合编译出版的《针灸处方集》

1954 年，杨医亚在河北省中医进修学校负责教务工作，为了培训在职中医骨干人员，他又拿出了在北京开办中国针灸学术研究所时编写的函授讲义，将已经撰写出版的《近世针灸医学全书：针灸经穴学》《近世针灸医学全书：（配穴概论）（孔穴学）》《中国针科学》《中国灸科学》和《近世针灸医学全书：实用针灸治疗学》等书进行改编，撰成《近世针灸医学全书》。该书包括总论、针科学、灸科学、经穴各论、重要经外奇穴、治疗篇等 6 部分，于 1954 年 2 月由上海千顷堂书局出版，畅销 20 余年，成为那一时期的针灸精品之作、针灸医生必读之书。

杨医亚先生说："以往的《灵枢》《素问》《针灸甲乙经》《针灸大成》等书所谈述针灸的东西，文字都很深奥……使人看了不易懂得，越看反而越糊涂。就是我自己编的针灸讲义，虽然采取了一部分新的东西，但是里面迷信不科学的东西仍然还很多。我自己也明白，所以我自己总想不断地来改进，想把那些封建迷信不科学的东西慢慢地给它改革掉。"杨医亚先生指出，针灸是我国数千年临床实践经验的总结，有良好的治疗作用，希望后人能批判地接受并对其进行科学的整理，使针灸提高到现代科学的层面。

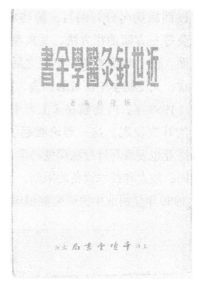

杨医亚先生编著的《近世针灸医学全书》

杨医亚先生为普及中医编写了许多临床通俗读物。其中，于 1955 年 6 月编写出版的《新药·中药·针灸临床各科综合治疗学合订本》，包括内科、妇科、儿科等方面内容，

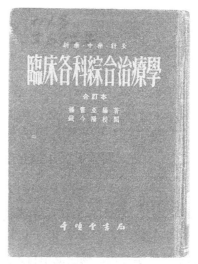

《新药·中药·针灸临床各科
综合治疗学合订本》

并以西医病名分列纲目，简述病因、症状，详述西药、中药、针灸等三方面治疗方法，是典型的中西医结合产物。该书通俗易懂，便于临证查阅，出版之后风靡全国，既受中西医医师的喜欢，又受初学中医者的钟爱，在农村医生群体中最受欢迎。

1958 年，叶肖麟在《上海中医药杂志》上发表了 Nogier 博士的耳穴发现。这一理论激起了中医学界对耳穴研究的热潮。杨医亚也发现耳针疗法简便易学，易于掌握，疗效又好，且不受时间、地点和技术设备的限制，人人都可以学习使用。于是，其在 1959 年任河北中医研究院编辑时，出版了《耳针疗法》一书。

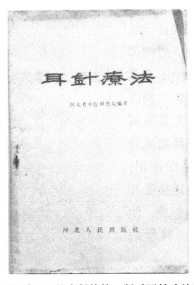

1959 年 12 月出版的第一版《耳针疗法》

后来，杨医亚虽在天津中医学院任教，却仍不忘民间的杏林瑰宝，于是深入基层，收集了大量民间中医经验，并出版《民间灵验便方》。1966 年，卫生部委托天津中医学院举办"半农半医"学习班。杨医亚亲自为其编写《针灸》《中医诊疗概要》等教材。这两本教材对从四诊八纲到临床各科等各方面内容均有简明扼要的论述，是初学者和农村医生的必学书籍。1965 年，《针灸》经人民卫生出版社出版，发行量达 12000 多册，被全国各地"半农半医"学习班作为教材和重要参考书目使用。

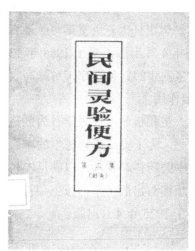

《民间灵验便方　第二集（针灸）》

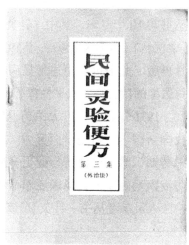

《民间灵验便方　第三集（外治法）》

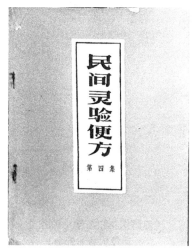

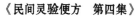

《民间灵验便方　第四集》

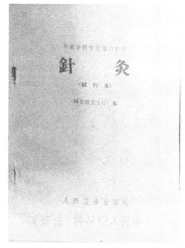

"半农半医"学习班适用教材《针灸》

　　随着我国医药卫生事业的发展和国家对中医工作的日益重视，在"振兴中医"的号召下，人民卫生出版社的同仁有感于中医学古朴源长，文献繁多，流派纷杂，文字深奥，令初学者茫无头绪，难以入门，有鉴于此，出版了《中医入门丛书》。该丛书共10个专辑，其中《针灸》一辑由杨医亚负责编写。最终《中医入门丛书·针灸》于1975年4月出版，又于1988年12月再版。此书重点论述常见病、多发病的针灸治疗，对提高农村医生的针灸临床水平发挥了重要作用。

　　1975年，全国广大医药卫生人员积极学习中医学，为创造我国新医学、新药学而努力。因此，为了提高赤脚医生的中医中药知识水平，使其掌握更多的中医药科学技术，以满足农村防治疾病的需要，杨医亚奉命组织编写出版《赤脚医生和初学中医人员参考丛书·针灸》。该书于1975年4月出版。

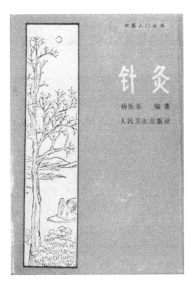

《中医入门丛书·针灸》

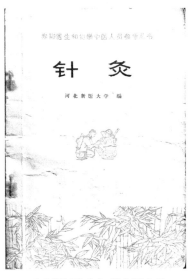

《赤脚医生和初学中医人员
参考丛书·针灸》

　　此外，出于和出版《中医入门丛书》相同的目的，他在1984—1989年主持编写《中医自修读本·基础》《中医自修读本·诊断》《中医自修读本·中药》《中医自修读本·方剂》《中医自修读本·中国医学史》《中医自修读本·医古文》《中医自修读本·内经》《中医自修读本·伤寒》《中医自修读本·金匮》《中医自修读本·温病》《中医自修读本·针灸》《中医自修读本·内科》《中医自修读本·外科》《中医自修读本·妇科》《中医自修读本·儿科》《中医自修读本·五官科》共16册。这一系列丛书做到了深入浅出、通俗易懂，将学习、思考与应用三者统一，为自学者提供了极大的方便。

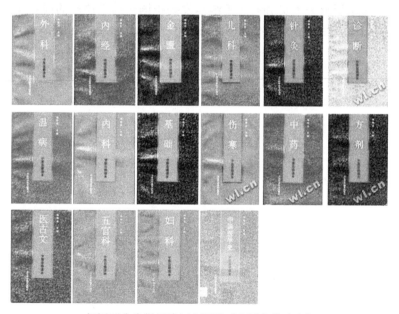

杨医亚先生组织编写出版的《中医自修读本》

　　1983年5月，杨医亚先生组织20余名才华横溢的中医专家、教授毅然挥毫，负责各分册的编写工作。在他的亲自主持下，历经5年终于编写完成《中医自学丛书》。该套丛书包括《中医

自学丛书·基础》《中医自学丛书·诊断》《中医自学丛书·中
药》《中医自学丛书·方剂》《中医自学丛书·内经》《中医自学
丛书·伤寒》《中医自学丛书·金匮》《中医自学丛书·温病》《中
医自学丛书·内科》《中医自学丛书·外科》《中医自学丛书·妇
科》《中医自学丛书·儿科》《中医自学丛书·五官科》《中医自
学丛书·针灸》《中医自学丛书·医古文》《中医自学丛书·中
国医学史》16个分册。杨医亚先生在该丛书序言中说："中国医
药学是我国人民长期与疾病斗争的智慧结晶。但是，由于中医理
论体系的形成很早，其经典著作如《内经》《伤寒》《金匮》等，
多属文简意博、理奥趣深之作，学习不易，掌握尤难。为帮助
广大基层医务人员和有志于继承发扬祖国医药学遗产的同志学
好中医中药知识，编写一套自学丛书，是我们多年来的夙愿。"

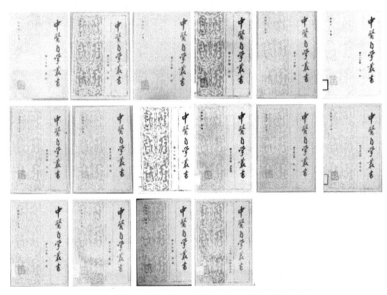

杨医亚先生组织编写出版的《中医自学丛书》

《中医自学丛书》出版时，全国著名书法家赵朴初先生亲自
为其题写书名。时任中华全国中医学会副会长的吕炳奎先生为

此书作序："杨医亚教授从事中医教学近40年，积累了丰富的教学经验。为了普及中医，提高中医素质，振兴中医事业，他组织河北20多位教授、讲师、主任医师和主治医师，共同编写了这套《中医自学丛书》。在编写中，既突出了个人专长，又发挥了集体智慧。全书始自基础理论，终自临床各科……他们博引古论，广采今说，内容翔实，立言精审。书中说理允当，论治中肯；阐微透彻，述要不赘；文字精练，通俗易懂。正当全国人民努力学习科学知识，为振兴中华奋发之时，是书出版，不仅为自学中医者提供了一套良好的教材，而且也将成为中医和西医学习中医者的有益参考书。"

序

医者，道也。医命之道，贵在专深。有谓"民不死于病而死于医，是有医不若无医也；学医不精，不若不学医也。"然中医学的内容极为丰富，其著作浩如烟海，若一一遍读，实非朝夕易事。杨医亚教授从事中医教学近40年，积累了丰富的教学经验。为了普及中医，提高中医素质，振兴中医事业，他组织河北20多位教授、讲师、主任医师和主治医师，共同编写了这套《中医自学丛书》。在编写中，既突出了个人专长，又发挥了集体智慧。全书始自基础理论，终自临床各科，共16个分册，500余万言。他们博引古论，广采今说，内容翔实，立言精审。书中说理允当，论治中肯；阐微透澈，述要不赘，文字精练，通俗易懂。正当全国人民努力学习科学知识，为振兴中华奋发之时，是书出版，不仅为自学中医者提供了一套良好的教材，而且也将成为中医和西医学习中医者的有益参考。常言"为学之道，譬如积薪"，广大自学中医的同志，只要奋发努力，持之以恒，以苦作舟，以勤为径，就会学好中医，成为一位高明的中医工作者，乃至登仲景之堂，入轩岐之室，为继承发扬祖国医学作出贡献！

中华全国中医学会副会长 吕炳奎

时任中华全国中医学会副会长的吕炳奎先生为《中医自学丛书》作序

时任河北省卫生厅厅长的傅大为先生为此书作序："杨医亚教授主编的《中医自学丛书》，阅后颇感所选内容和体裁，确有独到之处……凡当前中医院校开设之中医课程，无所不备，这就使读者身在校外却能学到和在校学生同样多的中医学知识。这套丛书在写作上，既注意保持中医特色，又力求深入浅出，

序

杨医亚教授主编的《中医自学丛书》，阅后颇感所选内容和体裁，确有独到之处。此书从中医基本理论、经典著作、药物、方剂直至内、外、妇、儿、五官、针灸等临床各科，凡当前中医院校开设之中医课程，无所不备，这就使读者身在校外却能学到和在校学生同样多的中医学知识。这套丛书在写作上，既注意保持中医特色，又力求深入浅出，从而使经典原著变古奥为通俗，化艰深为浅显。同时还尽量做到理论联系实际，既有原则指导，又有具体例证，能够帮助读者举一反三，触类旁通。因此，可以说这是一部很适时而又切合实用的中医自学丛书。

自学成才的人，古往今来，比比皆是。有很多名中医就是自学成功的。就拿我们河北来说，历史上名医辈出，远如秦越人、刘河间、张元素、李东垣，近如王清任、张锡纯。他们学识渊博，医术高明，主要是自己努力登攀而名著于世的。当今的学习条件远胜古时，而这套丛书的问世，又将给自学中医者带来很大方便。我们只要有古人那种"囊萤"、"映雪"和"凿壁偷光"的精神，勤奋学习，刻苦钻研，持之以恒，就一定能使自己成为合格的中医人才。我深切期望在我省能出现一批自学成才、品学兼优的年青一代中医，造福于桑梓，使杏林橘井，济世活人，传为美谈，则燕赵之地也必将再度成为名医之乡。

河北省卫生厅厅长　傅大为

时任河北省卫生厅厅长的傅大为先生为《中医自学丛书》作序

从而使经典原著变古奥为通俗，化艰深为浅显。同时还尽量做到理论联系实际，既有原则指导，又有具体例证，能够帮助读者举一反三，触类旁通。因此，可以说这是一部很适时而又切合实用的中医自学丛书。自学成才的人，古往今来，比比皆是……当今的学习条件远胜古时，而这套丛书的问世，又将给自学中医者带来很大方便。"

时任浙江中医学院（现浙江中医药大学）院长的何任教授为此书作序："中国医药学是一个伟大的宝库，源远流长，典籍之多，浩如烟海，初学者往往因难于掌握而望洋兴叹，如何帮助习医者学好中医中药，我中医工作者责无旁贷。近年来中医指导自学诸书，时有所见，整理提高，已迈出可喜之一步。《中医自学丛书》系杨医亚教授等多年编撰而成。本书以全国中医院校编的试用教材为蓝本，采用讲稿形式编写，内容既有经典理论，又及临床各科……为目前已出版自学丛书中一大巨著。编者对中医学术造诣较深，且有丰富教学经验，样稿成后，又广泛征求意见于基层，可见写作态度之谨严，发挥各自精专，乃成集体智慧之结晶。故其问世，必将受广大读者之热烈欢迎。本书于经典古籍，提出必要之注解与语释，指明段落要点，层次井然，简明扼要，能彰经典古籍之隐旨，益以自己之领悟，启迪后学，然非作者了然于心，读者决不能了然于目；对临床各科，以学习、思考、应用三结合，其旨在于学以致用，能活泼地运用于临床，益以触类旁通，可因此而悟彼，见微而知著。因此，本书实为自学者之良师益友，深造者发蒙解惑之津梁，盖新知实由温故，深造必自逢源。"

序

　　中国医药学是一个伟大的宝库，源远流长，典籍之多，浩如烟海，初学者往往因难于掌握而望洋兴叹，如何帮助习医者学好中医中药，我中医工作者责无旁贷。近年来中医指导自学诸书，时有所见，整理提高，已迈出可喜之一步。

　　《中医自学丛书》系经杨医亚教授等多年编撰而成。本书以全国中医院校编的试用教材为蓝本，采用讲稿形式编写，内容既有经典理论，又及临床各科。汇成16分册，合计500余万言。为目前已出版自学丛书中一大巨著。编者对中医学术造诣较深，且有丰富教学经验，样稿成后，又广泛征求意见于基层，可见写作态度之谨严，发挥各自精专，乃成集体智慧之结晶。故其问世，必将受广大读者之热烈欢迎。

　　本书于经典古籍，提出必要之注解与语释，指明段落要点，层次井然，简明扼要，能彰经典古籍之隐旨，益以自己之领悟，启迪后学，然非作者了然于心，读者决不能了然于目；对临床各科，以学习、思考、应用三结合，其旨在于学以致用，能活泼地运用于临床，益以触类旁通，可因此而悟彼，见微而知著。因此，本书实为自学者之良师益友，深造者发蒙解惑之津梁，盖新知实由温故，深造必自逢源。在《中医自学丛书》问世之际，聊叙数言，何敢云序，谨表祝贺之忱。

　　　　　　　　　　　　　　　　　浙江中医学院　何　任

时任浙江中医学院院长的何任教授为《中医自学丛书》作序

　　时任广州中医学院（现广州中医药大学）副院长的邓铁涛教授为此书作序："要发展祖国传统医药学，就要造就一支强大的中医队伍，一是靠中医院校培养，二是靠自学。进学校学习固然是好，但人数有限，所以自学就成为造就人才的重要途径之一。而中医药书籍，汗牛充栋，浩如烟海，并且文字古奥，这又给自学者带来很大困难。河北医学院杨医亚教授，早在30年代末就从事中医教育，40多年的教学和医务生涯，使他积累了很多宝贵的经验……这套《中医自学丛书》……文字通俗易懂，内容简练精悍，是一套自学中医的好教材，相信此书出版，一定能帮助广大基层医务人员学好中医，从而为培养人才、发展中医药做出贡献。"

序

中国医药学是一个伟大的宝库，这个宝库之所以是伟大的，不仅因为有几千年的实践经验，更重要的是因为有独特的理论体系。世界各国都有其传统医学，但多数已不复存在了。而中医药学，至今仍然显示其独有的光辉。要发展祖国传统医药学，就要造就一支强大的中医队伍，一是靠中医院校培养，二是靠自学。进学校学习固然是好，但人数有限，所以自学就成为造就人才的重要途径之一。而中医药书籍，汗牛充栋，浩如烟海，并且文字古奥，这又给自学者带来很大困难。河北医学院杨医亚教授，早在30年代末就从事中医教育，40多年的教学和医务生涯，使他积累了很多宝贵的经验。为了适应自学成才的需要，杨教授组织了20多位教授和讲师，编写了这套《中医自学丛书》。全书16个分册，包括基础理论与临床各科，系统地介绍了中医的理论和各科疾病的防治技能，文字通俗易懂，内容简练精悍，是一套自学中医的好教材，相信此书出版，一定能帮助广大基层医务人员学好中医，从而为培养人才、发展中医药作出贡献。故乐为之序。

广州中医学院 邓铁涛

时任广州中医学院副院长的邓铁涛教授为《中医自学丛书》作序

北京中医学院（现北京中医药大学）赵绍琴教授为此书作序："此套自学丛书，是为初学之径舟也。是书博及经典著作及各科临床，系统详尽，诚为学者之良师益友，并为临床参考之用，普及提高兼而顾之，本书的出版将为中国医学的发展与繁荣做出其应有的贡献。"

序

祖国医学，源远流长，医学著作，浩如烟海。经典著作，因年代久远，文字古奥，读之非易，其言简义深为医之本源，后世著作，虽论述较为详尽，但仍源于内、难、金匮、伤寒。有志于中医者，须深究经典，博涉诸家，其所以立起沉疴，拯危重于顷刻，而明其千古不谢，保中华民族繁衍昌盛。进而用于临证之中。所谓"将升岱岳，非径奚为，欲诣扶桑，无舟莫适。"此套自学丛书，是为初学之径舟也。

是书博及经典著作及各科临床，系统详尽，诚为学者之良师益友，并为临床参考之用，普及提高兼而顾之，本书的出版将为中国医学的发展与繁荣做出其应有的贡献。

北京中医学院 赵绍琴

北京中医学院赵绍琴教授为《中医自学丛书》作序

这套教材的可贵之处在于"以全国中医院校统编试用教材为蓝本，采取讲稿形式编写，对经典部分，除必要的注解和语释外，还针对不同的章节、段落提出要点，进行具体分析，尽量做到深入浅出，通俗易懂；对涉及临床的部分，在分析病因病机、辨证论治之后，选择出若干有助于学习和理解的医案、医话，并提出值得思考的问题，从而使读者把学习、思考和应用三者统一起来。这样，在阅读本丛书时，就如亲临课堂，聆听讲授，既可通过它来解除自学中的疑问，又可受到一定的启发和引导"。《中医自学丛书》册册主题突出，卷卷纲目分明，诵之朗朗上口，读之句句入心，犹如亲临课堂，聆听老师教诲，可捷足先登仲景殿堂，快步疾入轩岐雅室，深入浅出，别具一格，注重实践，不尚空谈，举一反三，闻一知十，"不仅可供初学中医及基层医药卫生人员自学之用，也可作为中医大专院校学生和中医函授学习参考用书"，可使学者收到事半功倍之效。

1958 年，河北省开展了一次群众性的中医中药挖宝、采宝、献宝活动。全省共发掘、搜集了秘方、验方、单方 20 多万件，包括内、外、妇、儿、五官、皮肤等各科内容。当时编选出版了《十万金方》（该丛书包括《针灸》《传染病》《肠痈》《痢疾》4 个分册）。由于其他方面内容未能出版，于是杨医亚将已经编辑成稿的针灸、妇科和儿科相关内容与已出版的针灸、内科相关内容合并编成 1 册，并更名为《针灸金方》。该书于 1988 年 3 月重新出版。全书共分为 3 篇：第一篇为内科部分，计有 47 个病证，261 个处方；第二篇为妇科部分，计有 31 个病证，115 个处方；第三篇为儿科部分，计有 21 个病证，101 个处方。在编写体例上，分为方名、主治、症状、取穴、加减法、手法、治验等部分，最后编者加了按语部分，并对方药的使用原则、穴位的运用、主治病证及注意事项做了概括论述。同时，该书在理论根据及治疗经验方面，提供了较为丰富的参考资料。

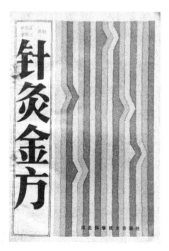

《针灸金方》

革新之路——中西汇通，取长补短

衷中参西

华北国医学院办学的主要特色是坚持中医科学化，提倡中西医汇通，重视医德教育，注重理论与实践结合，采用学院式教学，吸取当时西医办学经验，综合中西两家之长，成为新型中医高等学府。学院课程设置以中医为主，同时也重视西医教学，主张"中西兼授，融会贯通"，所开设的37门课程，除有中医学、西医学课程之外，还有国文、日语、德语等课程。华北国医学院凭借振兴中医药的信念，在极其困难的情况下，坚持延续办学18年，是民国时期北平开办时间最长的中医院校，可谓中医高等教育史上的一大创举。

施今墨先生深切地认为要科学地发展中医，必须走中西医汇通的道路。他说："我本是中医的革新者，不革新便无进步……而社会上仅认为我是一个能治病的名医，浅之乎视我矣！吾以为中医之改进方法，舍借用西医之生理病理以相互佐证，实无他途。"他一生致力于中医药事业的发展与创新，实为实践中西医汇通的伟大先驱。经过几十年的实践考验，华北国医学院历届毕业生一致认为：在以中医为主的教学中，讲些西医知识，非但不会影响中医的特色，反而对于临床治疗和科学研究有很大的帮助。施今墨先生强调要想实现中医科学化，必须从标准化、规范化入手。他主持华北国医学院期间，十分重视这方面的工作。他还提倡编辑中西医通用书籍和一种标准的中医药大辞典。这些思想贯穿于华北国学院的教学方案中。其还在编写教材方面进行中西医汇通的尝试。例如，《急性传染病讲义》就是以西医病名为主体，在治疗方面详述中医理、法、方、药，开辟了中西医汇通教材之先河。

杨医亚先生早年在华北国医学院学习期间接受的是中西医全面教育。其受到学校中西医汇通氛围的熏陶，耳濡目染施今墨先生中西医汇通的理念，故能够审时度势，顺应时代发展，不掩人之长，不讳己之短，以博大的胸襟、惊人的气魄，为中西医汇通事业无私奉献。

在对中西医认识的问题上，早期杨医亚先生主张保持中医体系的完整性，学术观点明显体现于他主办的杂志上。他以《国医砥柱》为阵地，开展一系列弘扬中医的活动，发表一系列弘扬中医的文章。随着认识的深入，杨医亚的思想也发生了变化。后来，他认为要发展中医、改革中医，就必须接受现代科学理论，以现代科学为工具，以科学的方法研究中医。于是，他决心对中医药学进行改革。

國醫砥柱月刊　第十期　藥物醫案

近世中醫藥物學

中州楊醫亞編著

第一類　發散劑

第一章　溫散風寒藥

物藥

[一] 枝桂

品考　時珍釋牡桂云。此即木桂也。薄而味淡。去粗皮。用其最薄者為桂枝。氣味辛辣者爲上品。古方藥品考曰。桂枝皮薄而有三四分之廣者。或皮嫩者。紙須色

處方用名　桂枝　桂枝尖　蜜炙桂枝　臨桂枝

別名　桂枝木　桂枝梢　却老　日本名桂皮丁幾

科屬　樟科樟屬。

產地　產我國四川、廣西、雲南、安南及東印度等地最爲勢。

形態　桂枝外面現有紅褐色之薄皮。開五分許。質甚堅硬。作螺旋狀。或兩邊向內捲縮。甚至卷轉如管。表面稍粗。有白色縱紋，皆隱隱隆起。裏面現褐。亦不平滑。破折之處。几盡平坦不作纖維狀。

藥用部位　外皮

修治　刮去粗皮。旋切。生用。或以蜜炙。或以清炙。或以白朮拌用。

性質　味辛甘。性溫。無毒。能升能降。屬腸。糖質。單寧酸等。尚入肌表。溫經通絡。行血發汗。用爲治衝遊。調和營衛。實裏祛邪。而無過汗傷衰之患。

成分　中含有揮發油及樹脂護膜粘液質。

特效　變入心肝二經。

作用　（1）生理作用　能亢進胃液及唾液之分泌。以振起消化器。

藥料──用黃芩、黃柏、黃連，各四兩，水煎濃汁，头渣布淋，加八月石細粉四兩，陰干，臨用時少入乳水，調點卽愈，愈醫曾治一女子，紅眼爛目，經西醫治療來意，又值出嫁期迫，求診於余，卽用此方，三黃如法炮製，點不數日，已經全愈，試看藥味平淡，然而功效偉大，較勝西來眼藥，誠良方也，故特介紹。

三四

針治惡瘡之實驗

一一七二社員　良鄉王賢儒

瘡者惡疾也當其初發之際其內必有硬橫古，入用鐵箍散紫金錠等圍藥或實藥貼之及其化膿穿孔瘡爛生太骨努肉等則用升降踏丹以蝕之然後化腐生肌收口緩緩藥治驗證，屬不少而其有頑固性者往往諸毒不效予初由骨灸術中得一捷妙法則無論諸毒惡瘡潰，位定名如生肛門爲痔瘡瘍生在脇液曰魚口，曰便毒生在兩肩爲瘩生在兩乳爲結急性者爲疔爲癰慢性者爲疽之類若致病之不同其爲癰，小而深者爲瘰癘其初起有硬橫之際予用火針（用麻油燒燈心以針蘸油燒紅念針入卽拔出）今名武針針其結硬處所若有歛燒

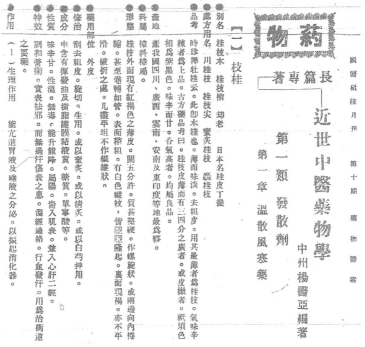

《国医砥柱》书影

注：在中药学方面，杨医亚在《国医砥柱》中连载了《近世中医药物学》，其中的"化学成分"和"现代生理作用"都是中西医结合的成果。

21　（著專篇長）　柱　砥　醫　國

長篇專著

近世醫學叢書之一

傷寒論新解

中州楊醫亞撰述（未定稿）

一　辨太陽病脈證并治上

（1）太陽之爲病，脉浮，頭項痛強，而惡寒

本節爲太陽病總綱，乃論外感風寒初起之狀，太陽病之現象，其脉爲浮，其證嘗頭與頭項強痛，并有惡寒之主證，以下凡稱「太陽病」者均以此爲準。

「太陽」本節所稱之太陽，與内經之六經絕不相同，昔人云：「太陽之脉，上連風府，上頭項，挾脊背」，此太陽爲頭項脊背病，表爲陽，裏爲陰，亦爲諸經之會，曰太陽爲頭項脊背病，表爲陽，裏爲陰，此太陽與頭項脊背之提綱，内經曰：「太陽之脉，上頭項，則太陽之証狀，亦示吾人以頭痛，頭項背之病失，項背強，几几，更可證明，奈醫家不詳悉，解以陰陽運氣，示人虚渺而無肯定，何哉！

抵腰至足，而太陽之証狀，亦示吾人以頭痛，頭項背之病失，項背強，几几，更可證明。

「太陽病」謂放溫機能始受障碍時，機能亢盛於機

表上部所起之抵抗現象，所具諸症象，（即脉浮，即一切外）不獨傷寒如此，而惡寒諸症亦不如此，因吾人體内如有病毒侵入，因之排泄機能充足能應付病毒，反之，體内排泄機能內，必致發生疾病發生障碍，病之第一步，即本節所謂之「太陽病」

「脉浮」脉是脉搏，切脉以寸口，（即撓骨動脉）爲主，一可驗心臟跳動之遲速，一可驗神經（勁脉）之盛衰，脉浮，謂脉在肌肉之上，輕按即得，乃體内氣血覺有外邪侵入，以作自然之抵抗，淺層動脉受累，則

神經之盛衰，脉浮，主病在表，其故自然之抵抗，一放温機能增加，則皮膚細脉管擴張，以致血液充盛（中風）則放血液蘊積，（傷寒）本節之脉浮，主病在表，放熱在內，若發熱在內，其他則随之見脉浮紋，其所以脉浮者，由此皮膚細脉管收縮，而致血液蘊積，（傷寒）本節之脉浮，主病在表，大半因胃腸弛鬆，而胃腸之組織一般，其他則見脉浮，

温病，則皮膚細脉管閉止，則皮膚細脉管閉止，必使脉管充盛，以作自然之抵抗，茲將皮膚細脉管收縮，而致血液蘊積，（傷寒）本節之脉浮，主病在表，大半因胃腸弛鬆，而胃腸同時平滑肌，如胃腸弛鬆，則脉之縱度稍稍增長，豈指下自覺其浮，脉即随之，其他則見脉浮，

其實，平人之脉浮，與太陽病之脉浮者，是不必慮，胃腸弛鬆，則脉經，機能鬆弛，或有問曰：平人之縱度稍有增長，則指下亦有脉浮之平滑肌，受同一原理，於是指下自覺其浮，是平人亦有脉浮之平滑肌，則胃腸之弛鬆，則

驗者，即能明辨於指下，與太陽病之脉浮者，是不必慮，胃腸稍有切脉經，則

針灸講座

近世醫學叢書之二　近世針灸學全書

中州楊醫亞編述

第一篇

第一集　解剖學

第一章　解剖學之意義及分科

解剖學者，乃研究生體形態的構造的學科，與生理學同屬於生物學之範，專檢查組成生體之有形成分，非先將該生物以刀刃分解之，故不能明察其形態，此解剖學名稱之所由來也。

解剖學因研究之目的及方法之不同，故分爲以下各項。

一、解剖學總論——乃細胞學與組織學之合稱者，包括以下二科。

[甲]細胞學——研究細胞分化之結果，構成何種之形質的科學。

[乙]組織學——研究構成生物體之基質，即細胞的構造性質機能等的學科。

二、解剖學各論——亦曰記載解剖學，包括以下二科。

[甲]系統解剖學——乃將人體之器官，因其作用，構造成各系統，依其順序，記載其形態，色澤，大小構造，位置，作系統的敍述之科學也。

[乙]局處解剖學——專研究生物體各部之一定器官，及各器官之相互關係，因系統解剖學爲整齊起見，不能過拘實況，有時不免過於抽象，局處解剖學一名外科解剖學。

三、發生學——包括以下二科。

[甲]個體發生學——亦曰胎生學，研究生物之一個體，由胚子發育逐漸而成體的順序。

[乙]種族發生學——亦曰生物祖原學，研究生物種之由來，即現代生物的種屬，係經過如何的變遷和徑路而現出來的。

四、比較解剖學——即形態學之謂，乃解剖動物體的各器官，以與異類之相當器官比較之，用資研究其本源及異同等項。

第二章　細胞

細胞者，乃一種蓬狀的小體，爲構成生物之要質，其狀不一，有生活機能，其質柔軟，爲半流動之體，能集成組織，由組織集成各器官及各體，故設人體之最小單位，爲細胞，細胞有自行繁殖之能力，凡一切生物，皆由細胞所組成，此細胞爲形態學上之單位，亦是生理學上之單位，最下等之生物，乃單細胞體，高等之生物，乃複細胞體，人體即爲多數細胞的大集團，見研究細胞之科學，曰細胞學。

第一節　細胞之種類

細胞之種類頗多，其形狀與結構不同，組織人體之細胞，核其種類，大約可別爲十一種，分述如下。

一、無色血液細胞——即無色血液細胞所成。

二、有色血液細胞——赤血球，即有色血液細胞所成，畧含有鐵質，少些。

三、淋巴細胞——血液在脈管内，不能直接於各組織之細胞，必賴淋巴資料及養氣以傳達之，淋巴者，沿毛細管壁，充塞於細胞間之液體也，其成分有淋巴漿，及淋巴球二種，所以爲

《国医砥柱》书影

注：在针灸学方面，杨医亚在《国医砥柱》中连载了《近世针灸学全书》。其中，第一集就是解剖学，实际上此部分包括了组织胚胎学和解剖学。由此可见杨医亚对解剖学的重视，体现了其"衷中参西"的思想。

35 （座講灸針） 柱 砥 醫 國

針灸講座

近世醫學叢書之二

近世針灸學全書

中州楊醫亞編述

第六集 經穴學 （三）

第三章 經穴之考正

第一節 手太陽肺經（凡十一穴共二十二穴）

（三）天府

位置 在腋下三寸，臂臑之內廉，動脈中，直對天澤穴，相距七寸，肘腕上五寸。

解剖 在腋下上膊骨之內側上部，即二頭膊筋部，循腋窩動靜脈，及上膊動脈之分枝，分部橈骨神經，正中神經，內外中膊皮下神經。

穴性 開肺降逆氣。

手術 以手伸直，用鼻尖蓋臂，俛首點臂上到處是穴，又法垂手與乳相平是穴，禁不可灸，灸之令人氣逆，針入四分，留三呼。

適應症 （1）古說：暴痺，中風，目眩，善忘，口鼻衄血，寒熱瘰癘疾，不得臥，身脹逆息，喘。

（2）今說：氣管枝炎，上膊神經痛，慢性關節炎，眩暈，精神病，近視眼，衄血，瓦斯中毒，問歇熱。

摘要：「百証賦」天府合谷，鼻中衄血宜追，「千金」悲哭鬼語灸天府五十壯，身重嗜臥不自覺百壯，針三分補之，素至篡要大論」天府絕，死不治。絕者，腋窩動脈不搏動也。

（四）俠白

位置 在天府下二寸，肘中約紋之上五寸，臑內前廉動脈中，天澤上七寸。

解剖 在上膊骨之內側中央陷中，即二頭膊筋與內膊筋之間，循上膊動脈及頭靜脈，分佈內撓皮下神經，正中天骨神經。

穴性 調肺氣，清五臟之熱。

手術 舉臂取之，或於乳頭上塗墨，令爾手直伸夾之，染著處即是穴，雖有此說，然於去肘五寸動脈中取之，針入三分至五分深，留三呼，可灸五壯。

適應症 （1）古說：心痛，氣短，欬逆，乾嘔，煩滿。

（2）今說：心臟病，胸部神經痛，心悸，乾嘔，煩滿。

摘要：「壽世保元」治赤白汗斑神法，或以剌針之出血亦已宜灸俠白穴。

（五）尺澤 一名鬼受，鬼堂

位置 在肘中約紋交之中心，大筋外動脈應手陷中，

《国医砥柱》书影

注：杨医亚在描述腧穴时，强调腧穴的解剖部位，并且在适应证中加入了西医学病名。

施今墨先生说："复兴中医三大特点，即编书、办医院、开学校，三位一体。三者之中，尤以编书为先决问题。"杨医亚先生一一照做，绝无半点怨言，尤其在著书方面更是义无反顾。中华人民共和国成立之初，中医进修班、西医学习中医班缺少教材，杨医亚先生利用工作闲暇，潜心3年撰写《新药·中药·针灸临床各科综合治疗学前编》一书。该书也正是其中西医汇通思想的最佳体现。该书主要编述内科疾病的综合治疗，于1954年5月由上海千顷堂书局出版，至1956年1月已经印刷13次之多。杨医亚在该书前言中写道："现在一般治疗书，多偏于一方面的治疗，未能综合多种疗法来战胜疾病，以解除病人的痛苦。因此，有时会使病人感到疾病的缠绵不解，而增添了一层苦痛。医生在这种情况下，或许也会有'束手无策'之感吧！个人在临床治疗当中，把体会到的比较主要的各种疗法分别摘录下来，作为参考之用，而进修中的同学们都感到这种材料很切合实用，尤其在偏僻的城镇或广大的农村中，不论

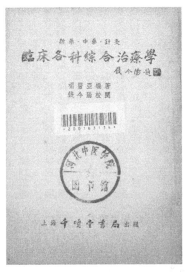

杨医亚先生编写出版的《新药·中药·针灸临床各科综合治疗学前编》

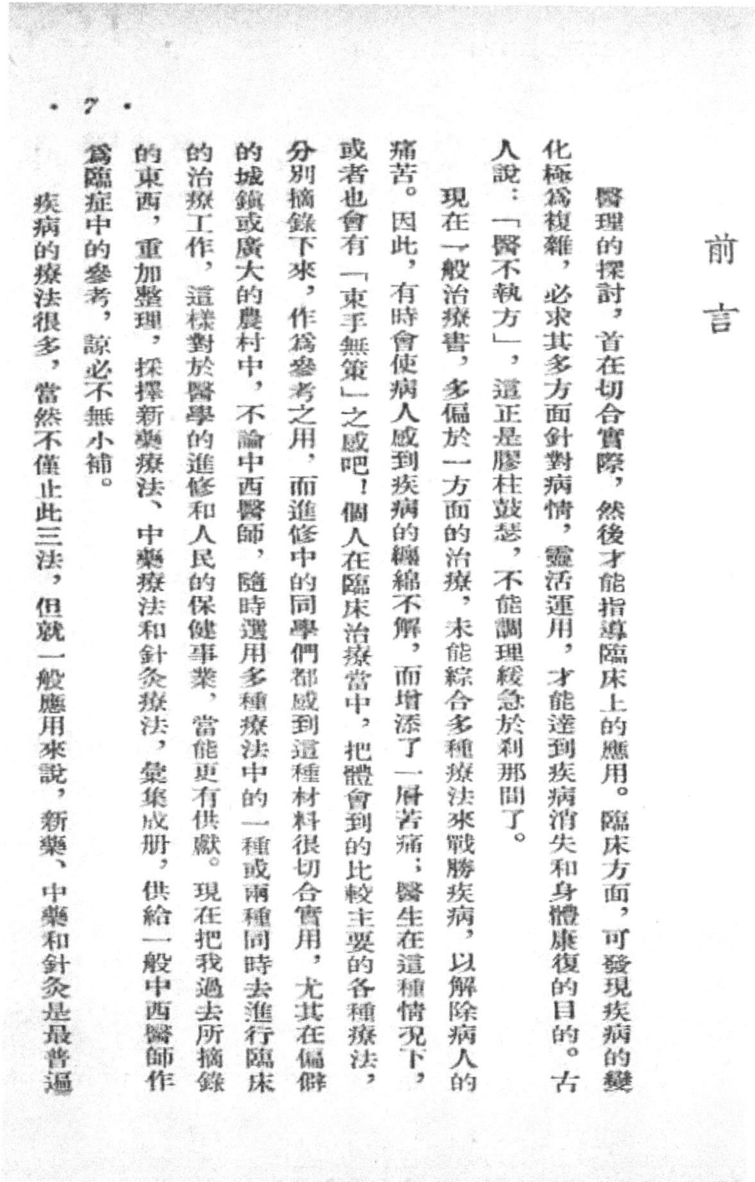

前言

醫理的探討，首在切合實際，然後才能指導臨床上的應用。臨床方面，可發現疾病的變化極爲複雜，必求其多方面針對病情，靈活運用，才能達到疾病消失和身體康復的目的。古人說：「醫不執方」，這正是膠柱鼓瑟，不能調理緩急於剎那間了。

現在一般治療書，多偏於一方面的治療，未能綜合多種療法來戰勝疾病，以解除病人的痛苦。因此，有時會使病人感到疾病的纏綿不解，而增添了一層苦痛；醫生在這種情況下，或者也會有「束手無策」之感吧！個人在臨床治療當中，把體會到的比較主要的各種療法，分別摘錄下來，作爲參考之用，而進修中的同學們都感到這種材料很切合實用，尤其在偏僻的城鎮或廣大的農村中，不論中西醫師，隨時選用多種療法中的一種或兩種同時去進行臨床的治療工作，這樣對於醫學的進修和人民的保健事業，當能更有供獻。現在把我過去所摘錄的東西，重加整理，採擇新藥療法、中藥療法和針灸療法，彙集成册，供給一般中西醫師作爲臨症中的參考，諒必不無小補。

疾病的療法很多，當然不僅止此三法，但就一般應用來說，新藥、中藥和針灸是最普遍

·7·

杨医亚先生编写出版的《新药·中药·针灸临床各科综合治疗学前编》的前言部分（1）

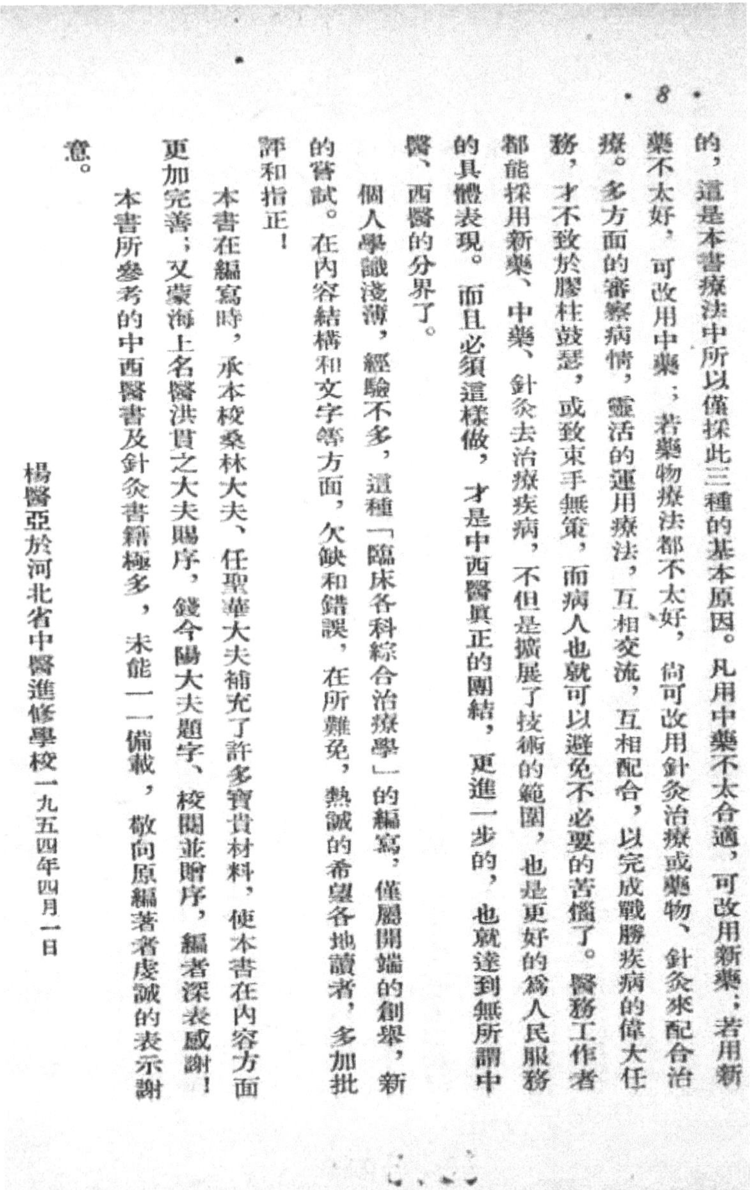

·8·

的，這是本書療法中所以僅採此三種的基本原因。凡用中藥不太合適，可改用新藥；若用新藥不太好，可改用中藥；若藥物療法都不太好，倘可改用針灸治療或藥物、針灸來配合治療。多方面的審察病情，靈活的運用療法，互相交流，互相配合，以完成戰勝疾病的偉大任務，才不致於膠柱鼓瑟，或致束手無策，而病人也就可以避免不必要的苦惱了。醫務工作者都能採用新藥、中藥、針灸去治療疾病，不但是擴展了技術的範圍，也是更好的為人民服務的具體表現。而且必須這樣做，才是中西醫真正的團結，更進一步的，也就達到無所謂中醫、西醫的分界了。

個人學識淺薄，經驗不多，這種「臨床各科綜合治療學」的編寫，僅屬開端的創舉，新的嘗試。在內容結構和文字等方面，欠缺和錯誤，在所難免，熱誠的希望各地讀者，多加批評和指正！

本書在編寫時，承本校桑林大夫、任聖華大夫補充了許多寶貴材料，使本書在內容方面更加完善；又蒙海上名醫洪貫之大夫賜序，鏹令陽大夫題字，校閱並贈序，編著深表感謝！

本書所參考的中西醫書及針灸書籍極多，未能一一偏載，敬向原編著者虔誠的表示謝意。

楊醫亞於河北省中醫進修學校一九五四年四月一日

杨医亚先生编写出版的《新药·中药·针灸临床各科综合治疗学前编》的前言部分（2）

中西医师，随时选用多种疗法中的一种或两种同时去进行临床的治疗工作，这样对于医学的进修和人民的保健事业，当能更有贡献。"以上实乃中肯之言。

杨医亚先生在该书凡例中说：病名均"根据现代医学名词为主"，分系统列病名，"再尽量地将中医病名用括弧的方式标出来，以求对照，俾读者能一目了然……每一疾病项下分别简述其病因、症状、诊断、治疗、处方等，悉本科学新说，以精当适用，简明扼要为主"。在治疗一项"首述治疗原则，次述该病的新药疗法、中药疗法、针灸疗法"。

在此仅以书中"疟疾"病证的撰写为例。

疟疾是由疟疾原虫感染引起的一种热性传染性贫血。

【临床特点】

阵发性的寒战、发热和出汗，发作常有一定的间隔时间。

【病因】

因疟原虫寄生在疟疾患者的血液中，行无性生殖。如有疟蚊虫蜇了疟疾患者，则疟原虫移到蚊子体内，乃行有性生殖，逐渐分裂；待成芽胎孢子后，乃集在蚊子唾腺内，借咬蜇人的机会，疟原虫又行侵入人体红细胞内，再进行无性生殖，而传染疟疾。

【症状】

突然寒战，1小时左右，甚至有恶心、呕吐，脉搏紧张，呼吸频数，皮肤苍白、厥冷；之后发高热到40℃，皮肤潮红灼热，结膜充血，呼吸急促，脉搏增速，头痛、腰痛、四肢痛，脾肿大；热度持续4~6小时，继之大汗，即退热到常温以下。因其疟原虫的不同，所以发作的时间亦不同，而有恶性疟、间日疟、三日疟的分别。

【诊断】

根据既往病史、热型、脾肿、治疗的诊断（奎宁剂有效）等，其他尚应注意大单核细胞增多、嗜酸性细胞增多等。血液检查如证明有原虫及黑色素，则诊断确实。原虫的证明：发作数小时前，由耳边采血，以薄层涂在载物玻片上，干燥后，以酒精、醚（等量）固定，用吉姆萨液染色（原虫存在，被伊红染成淡红色的红细胞内呈蓝色）。血中原虫少时，则用厚滴法，即将血液涂抹成厚圆板状，干燥后，不必固定，立即以吉姆萨液染色，注意水洗，勿使血液剥脱，干燥后镜检。有时亦行脾脏穿刺、骨髓穿刺（胸骨穿刺）等。鉴别方面：应与肠伤寒、肺炎、粟粒性结核、败血症、急性心内膜炎等相区别；对于慢性疟疾，须与白血病、假性白血病、肝硬化或黑热病等进行鉴别。

【预防】

驱除疟蚊，使池沼、湿润的土地干燥，撒布石油、DDT。窗户装置纱布，以遮断蚊的交通；床上宜安蚊帐；或皮肤涂防蚊油，防止蚊咬。服用奎宁预防的，约每两个星期服用盐酸奎宁 0.5~0.7g，每日须数次分服。

【治疗】

1.治疗要则：不论疾病的轻重，患者均要有适当的休养，则痊愈较为迅速。在治疗时亦应彻底，不然最易复发。

2.新药疗法：①盐酸奎宁 1.0~1.5g，装于胶囊内，1 日 3 次分服。②重盐酸奎宁 0.25g，蒸馏水 1.0mL，发作前一二小时，经消毒后肌内注射（奎宁对恶性疟的有性生殖体无效）。③阿的平 0.1g，9 片，每次服 3 片，1 日服完（治间日疟、三日疟、恶性疟）。对于疟疾，阿的平为常规治疗，因其毒性低，复发率亦低。用法：第一日服 9 片，第二日后每日用 3 片，连服 6日。对于恶性疟，上述治疗后经 10 日，再每日用 3 片，连服 7日，可以痊愈。用本品治疗，不可同时服用扑疟母星，须注意。④氯化喹啉 2.5g。第一剂服 1g，经 6~8 小时后，用第二剂 0.5g。第二日及第三日各在晨起时服 0.5g，3 日共服药 2.5g（治间日疟、三日疟、恶性疟）。⑤白乐君每次 0.1g，每日 1~3 次，服1~14 天。⑥扑疟喹啉（扑疟母星）0.01g，3 片，1 日 3 次，食后分服（治间日疟、三日疟）。本药对恶性疟生殖原虫有效。
⑦优奎宁 1.0g，1 日 3 次分服。本品无味，用量比盐酸奎宁大 1
倍多，故多用于小儿。

3. 中药疗法：①鸦胆子对间日疟有疗效，但对恶性疟与三
日疟的疗效则尚待研究。成人剂量为鸦胆子浸膏 50mg，装入
胶囊内，每天服 3 次，全疗程共 7 天。口服时不可咬破，因
其味极苦，能引起恶心、呕吐等反应，同时以饭后服用为宜。
②常山苗钱半，生鳖甲 4 钱，柴胡钱半，生地黄 4 钱，槟榔 4 钱，
煨草果钱半，清半夏 3 钱，鲜茅根 5 钱，鲜苇根 1 尺，丹参 3 钱，
青皮 1 钱，知母 2 钱，酒芩 3 钱，炙甘草 1 钱（退热、杀菌用）。
③清脾饮：青皮钱半，半夏钱半，厚朴 2 钱，黄芩钱半，草果
钱半，柴胡钱半，茯苓 3 钱，白术 3 钱，生姜 2 钱，甘草 1 钱
（治间日疟）。④截疟七宝饮：常山 3 钱，槟榔 2 钱，青皮钱半，
草果钱半，厚朴钱半，陈皮钱半，甘草 1 钱。⑤范氏治疟方：马
鞭草 3 钱，柴胡 8 分，黄芩钱半，人参 1 钱，大黄 2 钱，甘草 1 钱，
当归 3 钱，半夏钱半，芍药 2 钱，茯苓 3 钱，知母钱半，葛根 1
钱，槟榔 1 钱，白术钱半，牡丹皮钱半，青皮 1 钱，宣木瓜 2 钱。
热甚加甜茶叶 1 钱；寒甚加草果 1 钱；久疟加鳖甲 1 钱、制首乌
1 钱；脾肿大加桃仁 1 钱、红花 1 钱、三棱 1 钱、蓬莪术 1 钱。

4. 针灸疗法：本病用针灸疗法，其效果确实很好。在临床
上实验诊断确实是疟疾，经检查有疟原虫的患者，用针灸治疗
后，停止发作，再来检查，大多数血液中已不存在疟原虫。本
病为针灸适应证，在今天实值得我们进一步研究。

（1）针疗：①在疟疾发作前二三小时，先刺大椎 1 针，并
加灸二三壮，继刺间使、后溪，如未愈，可再依上法治之。
②在疟疾发作时，则刺膏肓，直针刺入，如感觉酸麻影响到全
身，则寒热立退。不退，再刺十指头（十宣），压出血，如此则
寒热可退。③第一次刺大椎、内关（或外关）；第二次刺灵台或
脊中；第三次刺陶道或灵台；第四次刺肾俞。如三日疟则隔日

1次，在发作前二三小时内用之；如间日疟则每日在发作前用。第一次制止后，还须继续用到三四次，否则容易再发。如不定型疟，可在最后一次发作前刺。

（2）灸疗：久年患疟，屡治不愈，可灸脾俞数壮，连灸三四次。

《新药·中药·针灸临床各科综合治疗学前编》问世的消息不胫而走，很快就销售一空，国内中西医同道莫不以先睹为快，一时洛阳纸贵。该书出版后，杨医亚先生收到全国各地读者的大量来信。他根据信中提出的"中医同志们认为'新药疗法'中应多介绍一些现已普及农村中的成药，西医同志们要求把'中药处方'的详细服法及以往用此方的经过情形详细写明"等建议不断修订此书。该书曾先后再版9次，发行量达50余万册。由此可见，杨医亚先生提倡中西医汇通的良苦用心。

名医任圣华说："环顾国内，有能沟通此三种（指新药、中药、针灸）学术以便于学习之医学著作，寥若晨星，盖兹事体大，非学术兼备，未敢率尔操觚也，有之则自医亚大夫之《临床各科综合治疗学》始。"洪贯之先生在为此书所作序言中写道："这一编写方式颇觉新颖，尤合一般需要，不但可为农村中或偏僻城镇的医务人员采作临床手册之用，而且也为中西医在技术上的初步综合做了有力的媒介，这是值得庆慰的。"钱今阳先生在为此书所作序言中写道："杨兄医亚，在过去是致力于中医学术改进的一位健者……参加政府工作，服务于河北省人民政府卫生厅。在上级正确的领导下，曾办理过《河北卫生》刊物，取材以'主重中西医学术经验的交流'，博得多数读者的好评。迨河北省中医进修学校成立，杨兄调任该校教课，本着政府的政策，任何方面都能结合到实际。公余之暇，潜心著述，综合中西医理论、中西药处方，旁及针灸疗法，编成《临床各科综合治疗学》一书。在此全国中医走向科学化道路的阶段，能发掘前人累积的经验，加以批判和接受，这是必要的。"

·4·

楊醫亞同志和我在過去都是以中醫文化工作爲副業的，解放以後，彼此先後脫產。今春他因事來滬，相見之下，對於我們今後應予努力的方向交換意見，尚爲接近。最近他編了「臨牀各科綜合治療學」一書，內容包括了「針灸」「新藥」和「中藥」的處方等。這一編寫方式頗覺新穎，尤合一般需要，不但可爲農村中或偏僻城鎮的醫務人員採作臨牀手册之用，而且也爲中西醫在「技術上」的初步綜合，作了有力的媒介，這是值得慶慰的。今因楊同志來函索序，特拉雜寫此，兼以自勉。

洪貫之一九五四年四月十日於上海

洪贯之先生为《新药·中药·针灸临床
各科综合治疗学前编》作序

钱 序

· 5 ·

杨兄医亚，在过去是致力於中医学术改进的一位健者。解放以还，曾领头脱产，参加政府工作，服务於河北省人民政府卫生厅，在上级正确的领导下，曾办理过「河北卫生」刊物，取材以「主重中西医学术经验的交流」，博得多数读者的好评，迨河北省中医进修学校成立，杨兄调任该校教课，本省政府的政策，任何方面都能结合到实际。公余之暇，潜心著述，综合中西医理论，中西药处方，旁及针灸疗法，编成「临床各科综合治疗学」一书。

在此全国中医走向科学化道路的阶段，能发掘前人累积的经验，加以批判和接受，这是必要的。

我曾说过：我国医学在金元以後，学说纷歧，因为各人在主观上的见解不同，在治疗技术上都强调自己的是，很难取得意见的一致，所以要想整理工作的胜利完成，是有些困难的。祇有站在科学的唯物辩证的立场上，从根本上解决，发掘它的合理部份，扬弃它的不合理部份，先使学说归於一致，然後逐步地得到新生的发扬机会，才可和科学融化起来。唯有这样，才能使多少年来「新老中西」医务人员在学术上或业务上所存在着的对立现象取消，

钱今阳先生为《新药·中药·针灸临床
各科综合治疗学前编》作序

　　为了满足读者的需求，杨医亚先生继续编写出版《新药·中药·针灸临床各科综合治疗学后编》。该书主要编述妇、儿、外、皮肤、眼耳、牙等科常见疾病的综合治疗，于1955年5月由上海千顷堂书局出版。此后，杨医亚先生又将两书内容合并为《新药·中药·针灸临床各科综合治疗学合订本》。该书于1955年6月由上海千顷堂书局出版，于1956年5月由上海卫生出版社再版并多次印刷。

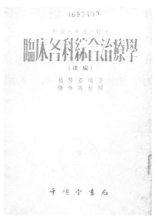

《新药·中药·针灸临床各科综合治疗学后编》

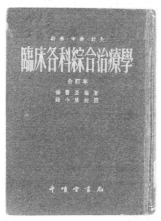

《新药·中药·针灸临床各科综合治疗学合订本》

影响海外

　　杨医亚先生的著作也流传到日本。除武藤达吉、永冈孝子将《新编伤寒论》译成日文出版外，日本汉医针灸专家根本光人和根本幸夫还将杨医亚先生的《针灸》和《民间灵验便方第二集（针灸）》合译为《中国针灸全疗法》一书在日本出版。该书被日本汉医称为"针灸专书之魁"，名扬东瀛。杨医亚先生不愧是中日针灸学术交流的使者。

　　杨医亚先生勤奋笔耕 60 余年，废寝忘食，寒暑无间，呕心沥血，著作等身，为中国医药学宝库添光增彩，其中不少传世之作为国内外瞩目。

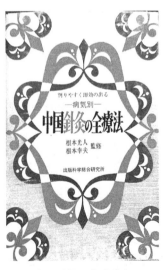

《中国针灸全疗法》

　　注：《中国针灸全疗法》由根本光人及根本幸夫编纂而成。其凡例中明确写有此书根据《民间灵验便方　第二集（针灸）》大部分及《针灸》的"治疗篇"编纂而成。

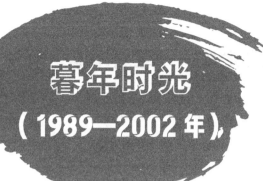

暮年时光

（1989—2002 年）

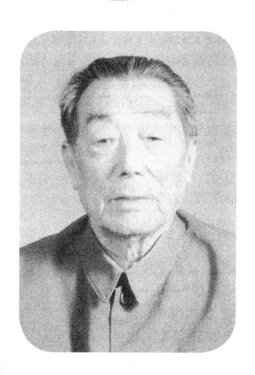

立言之路——笔耕不息，著述等身

笔耕不辍

老骥伏枥，志在千里。退休后的杨医亚先生仍然致力于复兴中医，为了中医药事业而努力。1997 年，已经 83 岁高龄的杨医亚先生将 60 年来通过跟师学习、同道传授、民间流传、古典医籍所获的医疗方法和秘方、偏方汇集整理、编纂成书，出版了《拔罐·割刺·救急方》，以便更好地为广大劳动人民服务。杨医亚认为，这也是发扬和继承中医学的一项很有意义的工作。该书中加入了杨医亚的个人思考，并用西医学理论解释拔罐等中医疗法的机制。

他在书中写道，"拔罐方法为什么能治病的道理，古今文献论述很少，直到现在还没有确切的科学理论把它完全阐明。不过根据祖国医学理论和现代医学理论加以分析，可能有下列几个方面：①拔罐疗法是利用罐内火焰的燃烧，使罐内成为真空，皮肤组织被罐子吸吮而引起高度充血；拔罐部位及其周围的肌肉、血管和神经呈兴奋状态，形成组织血管扩张，血流加速，新陈

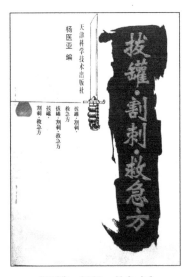

《拔罐·割刺·救急方》

代谢旺盛，毛细血管通透性加大，从而使局部血液瘀滞现象消除。同时，组织间的营养也得到补充，炎性产生物得以通畅排泄或被吸收，局部组织弹力及脏器机能增强。因此，全身对疾病的抵抗能力也随之增强，促使疾病逐渐达到痊愈。②拔罐疗法能使局部发生瘀血。由于罐子吸吮力很强，可使局部有的血管破裂，一部分血液流入皮肤深部，而发生自家溶血，被组织吸收引起刺激，对机体产生调整生理功能的作用。③祖国医学对于许多疾病的发生原因，认为是气血不能疏通，经络闭阻所致。根据这种见解，在局部施用拔火罐疗法，利用罐内的吸吮力，可以起到疏通经络，调和气血，温中逐寒，祛风除湿和散邪的作用，从而达到治疗疾病的目的"。

中华人民共和国成立后，由于党和人民政府对中医学的重视，由于"团结中西医"政策的贯彻，各地掀起了医务工作者学习针灸的热潮，使针灸学获得了空前的发展。在这种情况下，人民对针灸参考书籍的需要是迫切的。虽然针灸书籍已有多种，但总的来说仍是缺乏的，并且之前的针灸著述内容简略，存在着诸多不足。于是，在84岁的耄耋之年，杨医亚毅然决然要对《近世针灸医学全书》进行全部修订和重新编排。但由于杨医亚先生的身体原因，故在其家人协助下，《杨医亚针灸学》一书才顺利整理出版。

该书分为绪论、针术、灸术、经络概述、腧穴总论、经穴各论、经外奇穴、治疗总论、针灸歌诀等部分，并附以各种图表，尽量吸收新的针灸经验，在文字上力求通俗易懂、简明扼要，以便使读者易于理解，便于掌握运用。

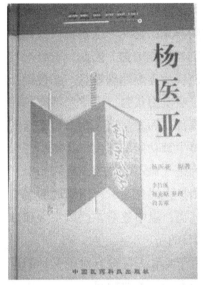
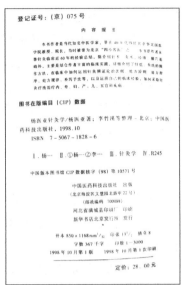

登记证号：(京) 075 号

内 容 提 要

本书作者系当代知名中医学家，曾在40多年代四川北京华西医学院教授、院长，当时被誉为北京"四大名医"之一。本书系作者从事针灸临床近60年的经验总结，结合切针、采风、经验、随穴连病的方法，主要是结合作者丰富的临床实践，详细介绍了针灸、处穴的操作方法，在临床中如何运用针灸辨证论治的法则、处方治则、处方顺序、处方规律、杨氏手法等，以及运用自己的临床经验，如何采取针灸疗法治疗内、外、妇、儿、五官科疾病。

图书在版编目 (CIP) 数据

杨医亚针灸学/杨医亚著；李竹溪整理 — 北京：中国医药科技出版社，1998.10
ISBN 7–5067–1828–6

Ⅰ.杨… Ⅱ.①杨…②李… Ⅲ.针灸学 Ⅳ.R245

中国版本图书馆 CIP 数据核字 (98) 第 10571 号

中国医药科技出版社 出版
(北京海淀区文慧园北路甲22号)
(邮政编码 100088)
河北省藁城县印刷厂 印刷
新华书店北京发行所 发行

开本 850×1168mm 1/32 印张 14 1/2 插页 8
字数 367 千字 印数 1–3000
1998 年 10 月第 1 版 1998 年 10 月第 1 次印刷

定价：28.00 元

杨医亚先生编写出版的《杨医亚针灸学》

2002 年，杨医亚先生还是心心念念广大的劳苦群众。他说："在现实的医疗保健中，随着现代生活节奏的加快，尤其在缺医少药的农村，对所有病症能迅速及时地治疗，有时很难做到。所以，如何把简便易行的医疗方法，教给广大群众是非常必要的。这对实现人人享有卫生保健知识的战略目标，提高人民的无病早防、有病早治的自我保健知识，具有重要的意义。"

杨医亚深知中国医药学是一个伟大的宝库，在民间流传着很多验方和秘方。于是，他将自己在从事中医教学、医疗、科研工作 60 余年中，通过采风访贤积累的行之有效的针灸便方进行精选和加工整理，并在夫人李竹溪的帮助下，编写了《民间针灸三百方》一书。该书于 2002 年 9 月由天津科学技术出版社出版。可惜的是，杨医亚先生没有看到该书的顺利出版。2002 年 3 月，杨医亚先生在北京遭遇车祸不幸辞世，享年 88 岁。

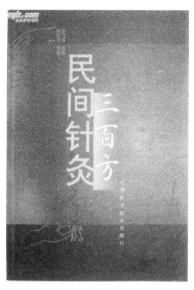

《民间针灸三百方》

　　杨医亚在临终前仍然笔耕不辍，为针灸事业而努力奋斗着。他的书桌上还放着一堆堆针灸相关的书稿亟待出版。今将部分书稿进行展示。

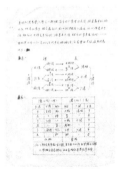

杨医亚的部分手稿（1）

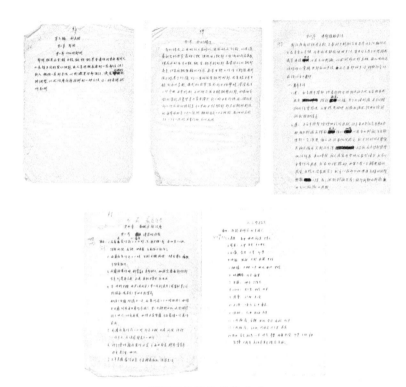

杨医亚的部分手稿（2）

发名成业

1990 年，国家人事部（现中华人民共和国人力资源和社会保障部）、卫生部、中医药管理局联合发出《关于采取紧急措施做好老中医药专家学术经验继承工作的决定》，杨医亚先生被遴选为全国及河北省首批老中医药专家，并且亲自选定了继承人。但由于其年事已高，行动不便，身体健康每况愈下，不能亲自临床指导，唯恐误人子弟，故婉言终止师徒继承关系。他求真务实、不图虚名、不慕虚荣的精神值得赞誉。

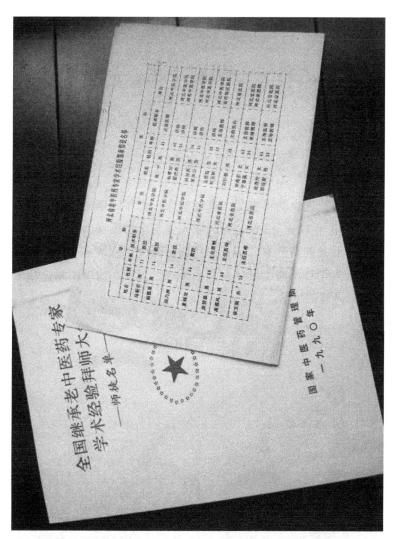

1990 年，杨医亚先生被遴选为全国及河北省首批老中医药专家

相守之路——阔别半生，凤凰于飞

白头偕老

杨医亚先生幼年丧父，家境贫寒；青年时期，创业举步维艰。1940 年 11 月 12 日，杨医亚先生与李竹溪女士结婚，定居北京，后共养育五女二子。中年时，其与家人离多聚少。1981年，夫人李竹溪女士退休来到石家庄，夫妻才始得团聚，结束了分居两地的生活。

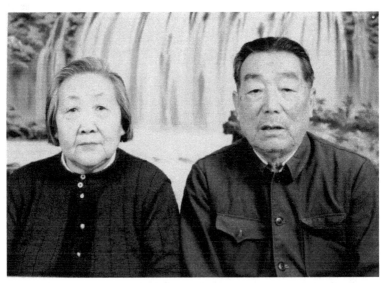

1990 年 11 月 12 日，杨医亚先生与夫人李竹溪女士结婚 50 周年纪念照

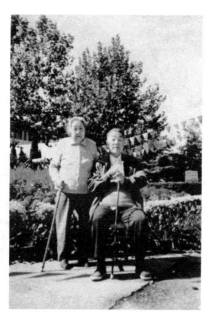

1999 年 10 月 9 日，杨医亚先生与夫人李竹溪女士合影

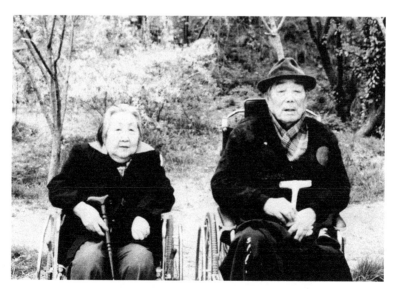

2000 年 4 月 8 日，杨医亚及夫人，拍摄于玉渊潭

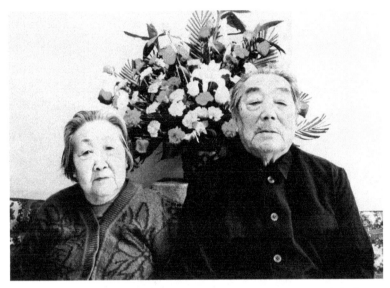

2000 年 11 月 12 日，杨医亚先生与夫人李竹溪女士结婚 60 周年纪念照

学术研究

杨医亚针灸学术思想

　　杨医亚先生年轻时在北平华北国医学院求学，虽精研中医各科，但对针灸情有独钟。他师从当时的针灸名医吴彩臣、夏禹臣、牛泽华等，认为针灸是取之不尽、用之不竭的知识宝藏。他精读针灸古籍，疑惑之处必定求教，学业得到长足进步。之后，杨医亚先生在针灸领域耕耘不辍。他认为针灸"有独特理论，具有操作最简单、最方便、最经济和节约药品的效果，在临床应用上亦有很好的疗效，一直受到劳动人民的信赖，这是世界医学界罕见的……所以现在已成为世界医学所重视和研究的对象"。杨医亚先生执着地把整理、发掘、研究、传播针灸医学作为自己一生的追求，并为他钟爱的针灸医学奉献了大部分精力。他的崇高理想和鞠躬尽瘁的精神得到国内外针灸界的高度评价。1987 年，世界针灸学会联合会第一届针灸学术大会召开，杨医亚先生作为中国针灸学代表参加会议，并做了重要学术报告，受到与会代表热烈称赞。

　　杨医亚先生在其 60 多年的临床及教学工作中，积累了丰富的针灸理论和临床经验，逐渐形成了自身独特的针灸学术思想和观点。在大量搜集和研究杨医亚先生的针灸相关论文和著作后，笔者力图对杨医亚先生的针灸学术观点进行一次较为全面的总结，以期真实地反映杨医亚先生的针灸学术思想，为中医药事业的发展做出更大的贡献。

一、崇尚针术，重视针法研究

杨医亚先生指出，了解针法起源是我们从事针法研究的基础。针法的起源可追溯到石器时代。古代原始的针刺和切割用具称为"砭石"。《说文解字》说"砭，以石刺病也"，就是以经过磨制而成的锥形小石器，来叩击皮肤的一定部位，或浅刺出血、割治排脓。砭刺是针刺疗法的前身。除砭石之外，古代还用骨针、竹针和陶针。针法经过很长时间的发展，被证明是科学的、有实效性的。

（一）重视研究针法

杨医亚先生阅读了大量古代文献，重视对古代针法的研究。杨医亚先生在其著作中强调：古代从砭石发展到九针，始有针法可言。春秋战国时期，针具发展出 9 种针形，用于各种疾病的治疗，统称九针。这在针具发展过程中有不可替代的作用。而现代各种针具均由九针发展而来，并随时代的发展逐渐形成了独具特色的现代针法，包括耳针法、头针法、眼针法、手针法、足针法、腕踝针法、声电波电针法、电火针法、微波针法、穴位激光照射法、穴位注射法、穴位指针法、穴位电离子透入法、穴位割治法、穴位结扎法等。以上针法在《杨医亚针灸学》中都有从主治作用到操作应用的翔实介绍。杨医亚先生指出，现代针法在当今临床上发挥着不可替代的作用，但现代针法是由古代针法发展而来的，所以我们迫切需要研究古代针法，从针术、针法、针刺作用等方面追源溯流。

（二）主张苦练针术

杨医亚先生根据自身多年经验，深知针术对于针灸学习者的重要性，不懂针术则失去了原则，没有了边际。针灸学习必须苦练操作技能，细细体会其中内涵，才能更好地临证治病。杨医亚先生对针术掌握要求极高。重视针术的思想始终贯穿于他的著作之中。在其翻译的《针灸秘开》之"针术篇"中记载了著者跟随日本针术大家坚田幸之进先生苦练"玉森天心派"针术的事例，说明针术是临床运用针刺方法的基础，是针灸家均必亲身体会的针刺技能。玉森贞助先生说："针术者，所谓用针之术也。凡针灸家均必体会其术，而为最重要之基础，且系针家之难事，故不待言……是以大抵针术家之享天下命名者，莫不皆因师传，而咸受教于高手（斯道之达人）者也。自德川初世至中世顷，斯道之高手甚多，为针术之全盛时代。渐及后世，而其术亦遂限于秘传，术者既皆秘其术，而致授受非易。是以其术之所以如今日之废颓者，殆未始不受其重要影响焉。著者师事恩师针术大家坚田幸之进先生，而受其术。今爱将其师传之术式，并其练习方法，公开之以传诸后世，亦聊尽吾人之职责而已。若依其方式，极易了解，其式如太极拳之第一式'金刚捣碓术'。于每日食前2时（最好于朝食前），可盘膝正坐，以左足在下，右足叠于其上，稍开两膝，正坐瞑目，向脐下丹田用力，使全副精神统一，约10分钟；其后仍正坐开眼，仍保持丹田之力，以技手（即右手）把持稽古针，用押手（即左手）在小麦囊之束上，随呼气而刺针，随吸气而拔针。如此方法之操作，反复练习约20分钟。此种练习期约3年，而得针之基础大要，'术'（技术）亦大体充实，而其后'手技'亦由此而生焉。"在"针术篇"中，玉森贞助先生指出："术者其干也，手技者其枝也，枝无生干之理，而干足以生枝，由其枝而生叶开花焉，亦其无干之根元者，亦必无枝、无叶、无花。"这明确阐述了针术与手技的不同，加深人们对针术重要性的认识。玉森贞助先生着重提出"玉森天心派"将本派针术心法分为初传、中传、皆传3个级别，要求练习者进行不间断地学习，以加深体会。杨医亚先生认为这是"经验之谈，切合实用"。

杨医亚先生在《中国针科学》中指出："针术的手技，就是刺入针时的动作适当与否，以发挥刺激的手法。"他认为，手技的应用与疗效关系密切，并在"针术的手技"一节中介绍了10种手技。

单刺法：刺而不留针，属于轻刺激手技，适用于小儿和妇女。

旋捻法：左右捻转，比单刺法作用稍强，属于具有兴奋作用的手技。

雀啄术：亦为捣针，将针上下动摇，属于具有兴奋作用的手技，临床应用最多。

皮针术：浅刺皮肤，多用于小儿。

置针术：亦为卧针，留针不动数分钟，属于制止兴奋、有镇静作用的手技。

乱针术：在短时间内反复刺入同一腧穴，属于强刺激手技，适用于缓解充血、瘀血。

间歇术：刺入腧穴后出针，间隔一定时间再刺入同一腧穴，属于具有扩张血管、弛缓筋肉作用的手技。

回旋术：旋转刺入，出针时反方向回旋退针，属于缓和刺激手技。

细振术：将针细微振动，属于具有收缩血管作用的手技。

歇啄术：分3个层次刺入，每层行雀啄术后退针，属于针对深部疾患的强刺激手技。

杨医亚先生总结的大部分针刺手技至今仍在临床广泛应用。

（三）精研针刺作用

杨医亚先生翻阅了大量古代文献，并且结合西医学的观点，在《近世针灸医学全书》之"针治目"中，从全新的角度阐述了针刺的作用。杨医亚先生认为，针刺主要发挥制止、兴奋、诱导等3种作用，并可通过制止法、兴奋法、诱导法来发挥以上作用。

制止法（又名镇静法）：在肌肉、神经等发生兴奋，或血管扩张，或出现炎症时，通过该法给予持久的强刺激，可以达到镇静、缓解、收缩、制止的作用。例如：由于知觉神经功能亢进，机体发生过敏、产生疼痛时；或因运动神经功能亢进，机体发生痉挛、抽搐时，该法可起到一种缓解作用。血管如发生扩张，制止法可以调整使之收缩。消化系统功能异常亢进而引起呕吐、下痢时，该法可以起到一种镇静的作用。生理学认为，神经受到超过一定程度的刺激时，就会产生疲劳，兴奋力及传导功能皆会衰减，甚至有时会发生短暂性麻痹。所以，制止法的目的是给予机体强的持久的刺激。制止法中以雀啄术、置针术、歇针术等为要。

兴奋法与制止法是完全相反的。有一些疾病是机体功能衰弱或麻痹导致的，此时给予一种弱刺激或中等强度的刺激，可产生促进兴奋的作用。例如：知觉神经或运动神经麻痹时，可运用兴奋法对其进行调整；脏腑功能麻痹时，机体营养不良，此时刺激交感神经可使其恢复正常。弱刺激可以激发机体功能，中等刺激可以使机体功能旺盛。采用这种方法时，针具应稍微细点，针法是轻度的捻转，不多卧针，以给予弱的短促的刺激。对于因神经功能异常而导致的月经闭止、便秘等的调整，该法相当于一种神经冲动法，与电气刺激作用相同，只是针刺手法能适用于局部，电气疗法则不能。

诱导法就是在距离患部较远的部位刺激其末梢神经，使该部位的神经兴奋、血管扩张。例如：对脑出血患者，在四肢末梢给该部的知觉神经以刺激，来扩张末梢的毛细血管，同时使脑部的血管收缩，并通过神经诱导血液流至末梢。对于深部的炎症、充血、瘀血，则在表面浅部予以刺针，或在其他部位给予刺针，以便诱导血液流通；对于腹部内脏功能亢进或充血者，则给末梢神经以刺针，扩张血管，使内脏的血液流通，或行反射刺激。

综上所述，针刺作用可以分为直接作用、间接作用（反射作用）和诱导作用。针刺对机体可发挥兴奋神经、麻痹神经、扩张血管、收缩血管、刺激细胞代谢、缓解肌肉紧张、抑制亢奋等作用。

二、传承灸法，重视古代灸方

杨医亚先生重视研究灸法的起源，认为对灸法起源的研究是重要的基础性工作。灸法的发展历史悠久。其属于温热疗法。《杨医亚针灸学》《中国灸科学》都对灸法的起源做了较为详细的介绍。杨医亚先生指出：灸法是随着火的应用而萌发的，并在实际应用中不断发展。《说文解字》将"灸"字解释为"灼"，有灼体疗病之意。《素问·异法方宜论》言："北方者，天地所闭藏之域也，其地高陵居，风寒冰冽，其民乐野处而乳食，脏寒生满病，其治宜灸焫。故灸焫者，亦从北方来。"说明灸法的产生与我国北方人民的生活习惯、生活条件和发病特点有密切关系。历代针灸学著作，如魏晋时期的《曹氏灸方》《针灸甲乙经》、唐代的《骨蒸病灸法》，宋代的《黄帝明堂灸经》《备急灸法》《针灸资生经》，元代的《痈疽神秘灸经》，明代的《针灸聚英》《针灸大成》，清代的《针灸集成》《神灸经纶》等，无一不体现对灸法的重视。杨医亚先生在《杨医亚针灸学》中说："我们学习针灸者，灸法不能丢，需要仔细去研究它。"他大量搜集灸法相关文献资料，并对其进行归类整理、系统总结。他大力提倡灸法，这在当时中医走向衰落，针灸濒临灭亡，灸法为人不屑的恶劣环境中，最是难能可贵。

（一）搜集实验资料，阐释灸疗作用

二十世纪四五十年代，国内在灸法治疗作用的实验研究方面还是一片空白，而日本则对此方面研究开展得很早，且取得了一定成果。杨医亚先生通过各种渠道搜集、阅读日本著作中有关灸法的资料。他从日本科学家用家兔、蛙、人体做灸法实验中发现，灸法可使血液成分发生变化，如白细胞计数升高，这对于炎症性疾病之治疗至关重要；灸法可使血管先收缩，后渐次扩张，使血液循环得到改善；灸法可使血压急剧上升，并与艾炷大小、燃烧时间密切相关；灸法可使肠道蠕动能力增强；灸法可促进渗出物吸收；灸法可使知觉神经兴奋，发挥止痛作用；灸法可增强患者自信心、决断力；灸法可提高机体免疫力，促进结缔组织再生，促进腺体分泌，使淋巴细胞核分裂作用增强，促进新陈代谢。他将这些资料归纳总结，笔之于书，力图使国人对灸法有全新的认识。

杨医亚先生在《近世针灸医学全书》中对"灸法为何能治病"这个问题做了精准的解答。他认为，灸法在治疗疾病过程中有诱导刺激、直接刺激和反射刺激3种作用，并根据这3种作用将灸法分为诱导刺激法、直接刺激法、反射刺激法。

关于"诱导刺激法"，具体阐述如下："诱导刺激法者，从其有关系之隔离部位施灸。对于患部充血或瘀血而起之炎症疼痛等疾患，以刺激该部之末梢血管神经，而诱导其血液流散，以调整其神经之变调，达治疗目的之一种方法也。如对于脑充血性之头痛，施灸对臀部、背部之末梢，以扩张此部之毛细血管，以诱导脑之血量，使脑之血量减少；或如对于因子宫机能之充血性亢进而疼痛，则在其腰部或者下肢末梢部施灸，以扩张此部之血管，起下腹动脉异常；又如对于深部之充血炎症，在其近旁部施灸，以扩张表在之毛细血管等。"

关于"直接刺激法"，具体阐述如下："此在疾患之局部直接用灸，以刺激其内部之知觉神经，使其传达于中枢，以兴奋中枢之神经细胞，便于中枢移于运动神经，使之兴奋，使其局部之血管扩张，增加血液之量，旺盛其组织之新陈代谢，尤进其对于浮肿及炎症性疾患等渗出物之吸收，以整复其疼痛麻痹、知觉异常，而治愈。"

关于"反射刺激法"，具体阐述如下："此对于直接疾患不能予以局部刺激，如内脏疾患或深在之神经等。从解剖学上所见，施灸于其中枢，或于患部，予以间接刺激之方法也。例如胃消化作用衰减，则刺激于第六乃至第十一脊椎神经，传导刺激于交感神经，以整复胃之消化机能是也。又如肾脏之分泌机能减弱，则刺激于上部腰椎神经，传导刺激于各处之交感神经，以促其分泌机能之兴奋是也。"

杨医亚先生为众人排疑解惑，使大家对灸法作用的基本原理有了较为清楚的认识，由此也引发了一系列对灸法作用的实验研究，促进了国内灸法的实验研究和临床应用。

（二）整理古代文献，重视特种灸法

杨医亚先生在整理灸法文献资料时发现历代传承的一些特种灸法简单实用，便于操作，效如竿影，需要后人继承发展，绝对不能失传。他结合自身的认识，对古代特种灸法进行了归纳和总结，为古代特种灸法赋予了新的内涵。

黄蜡灸法：是将黄蜡烤热熔化，用以施灸的一种方法。最早载于《肘后备急方》，历代医著对其亦有记述。操作方法：先以湿面团沿疮疡肿根围成一圈，高出皮肤 3cm 左右，圈外围布数层，以防火烘肌肤，圈内放入上等黄蜡片约 1cm 厚，随后用铜勺盛炭火在蜡上烘烤，使蜡熔化，皮肤有热痛感时即移去铜勺。若疮疡肿毒较深，可随灸随添黄蜡，至围圈满为度。灸后洒冷水少许于蜡上，冷却后揭去围布、面团及黄蜡。杨医亚先生对于风寒湿痹、无名肿毒、痈疖及臁疮等病，多用此法治疗。

附子饼灸法：取生附子研为细末过筛，除去杂质，以沸水或黄酒适量调制为饼，厚约 0.5cm，放于穴位，上置艾炷灸之。饼干更换，以内部温热，视局部肌肤红活为度。日灸 1 次，以愈为度。此法可峻补阳气。杨医亚先生多将此法用于治疗痈肿基底部散漫、脓稀者，也用于治疗阳虚腹痛、腹泻等病证。该法可使阳气恢复，病证消除。

豆豉饼灸法：取淡豆豉研为细末过筛，量疮之大小，用适量药末和入黄酒做饼，硬软适中，厚约 0.6cm，放于疮孔周围，勿使皮破，日灸 1 次，以愈为度。杨医亚先生在治疗邪毒壅盛，水肿散漫时多用此法，以散邪毒、行水气。他着重强调灸时要密切关注疮孔情况，不能施灸过度，以免影响疗效，变生他病。

黄帝灸法：杨医亚先生指出，此法临床应用广泛，治疗病种繁多。如男女虚劳，灸脐下三百壮；男女水肿，灸脐下五百壮；阴疽骨蚀，灸脐下三百壮；久患脾疟，灸命关五百壮；肺伤寒，灸脐下三百壮；气厥、尸厥，灸中脘五百壮；缠喉风，灸脐下三百壮；黄黑疸，灸命关二百壮；急慢惊风，灸中脘四百壮；老人二便不禁，灸脐下三百壮；老人气喘，灸脐下三百壮；久患香港脚，灸涌泉五十壮；产后血晕，灸中脘五十壮；暑月腹痛，灸脐下三十壮；妇人脐下或下部出脓水，灸脐下三百壮；妇人无故风搐发昏，灸中脘五十壮；久患伛偻不伸，灸脐俞一百壮；妇人半产，久则成虚劳水肿，急灸脐下三百壮；死脉及恶脉见，急灸脐下五百壮；妇人产后腹胀水肿，灸命关一百壮、脐下三百壮；肾虚面黑色，灸脐下五百壮；呕吐不食，灸中脘五十壮；妇人产后热不退，恐渐成痨瘵，急灸脐下三百壮。

扁鹊灸法：杨医亚先生指出，此法着重双侧同名腧穴共同施灸。命关二穴，在胁下宛中，举臂取之，对中脘向乳三角取之，治三十六种脾病，一切大病属脾者并皆治之。肾俞二穴，在十四椎两旁各开一寸五分，凡一切大病可于此灸二三百壮。盖肾为一身之根蒂，先天之真源，本牢则不死，又治中风失声、手足不遂、大风癞疾等。灸双侧足三里，治两目不能视远及腰膝沉重，行步乏力。此证还须灸中脘、脐下，待足三里穴灸疮发过，方灸此穴，以出热气自愈。灸承山二穴，治脚气重，行步少力。灸涌泉二穴，治远年脚气肿痛，或脚心连胫骨痛，或下粗腿肿，沉重少力，可灸此穴五十壮。脑空二穴，在耳尖角上，排三指尽处，治偏头痛，眼欲失明，灸此穴七壮自愈。目明二穴，在口面骨二瞳子上，入发际，治太阳连脑痛，灸三十壮。腰俞一穴，在脊骨二十一椎下，治久患风腰疼，灸五十壮。前顶二穴，在鼻上，入发际三寸五分，治颠顶痛，两眼失明。

窦材灸法：杨医亚先生指出，此法治疗病证广泛，选穴独特，效果显著。中风半身不遂，语言謇涩，乃肾气虚损，灸关元五百壮。伤寒少阴证，六脉缓大，昏睡自语，身重如山，或腹胀、足指冷过节，急灸关元三百壮可保。伤寒太阴证，身凉足冷过节，发黄紫斑，多吐涎沫，发燥热，噫气，急灸关元、命关各三百壮。伤寒唯此二证害人甚速，仲景只以舌干口燥为少阴，腹满自利为太阴，余皆归入阳证条中，故致害人，然此二证若不早灸关元以救肾气，灸命关以固脾气，则难保性命。虚劳咳嗽潮热，咯血吐血六脉弦紧，此乃肾气损而欲脱也，急灸关元三百壮，内服保元丹可保性命。黄疸眼目及遍身皆黄，小便赤色，乃冷物伤脾所致，灸左命关一百壮，忌服凉药。风狂妄语，乃心气不足，为风邪客于包络也，先服睡圣散，灸巨阙七十壮，灸疮发过，再灸足三里五十壮。咳嗽病，因形寒饮冷，冰消肺气，灸天突五十壮。久嗽不止，灸肺俞二穴各五十壮即止。若伤寒后或中年久嗽不止，恐成虚劳，当灸关元三百壮。疠风因卧风湿地处，受其毒气，中于五脏，令人面目庞起如黑云，或遍身如锥刺，或两手顽麻，灸五脏俞穴。先灸肺俞，次心俞、脾俞，再次肝俞、肾俞，各五十壮，周而复始，病愈为度。暑月发燥热，乃冷物伤脾胃肾气所致，灸命关二百壮。或心膈胀闷作疼，灸左命关五十壮。若作中暑服凉药即死矣。中风病方书灸百会、肩井、曲池、足三里等穴多不效，此非黄帝正法，灸关元五百壮，百发百中。中风失声乃肺肾气损，金水不生，灸关元五百壮。肠癖下血，久不止，此饮食冷物损大肠气也，灸神阙三百壮。虚劳人及老人与病后大便不通者，难服利药，灸神阙一百壮自通。上消病日饮水三五升，乃心肺壅热，又吃冷物，伤肺肾之气，灸关元一百壮，可以免死，或春灸气海，秋灸关元三百壮，口生津液。中消病多食而四肢羸瘦，困倦无力，乃脾胃肾虚也，当灸关元五百壮。腰足不仁，行步少力，乃房劳损肾，以致骨痿，急灸关元五百壮。中年以上之人，腰腿骨节作疼，乃肾气虚惫也，风邪所乘之证，灸关元三百壮。若服辛温除风之药，则肾水愈涸，难救。行路忽上膝及腿如锥，乃风湿所袭，于痛处灸三十壮。脚气少力或顽麻疼痛，灸涌泉五十壮。

灸膏肓法：杨医亚先生精简取穴方法，使之便于临床操作，以利提高疗效。"令人正坐，曲脊伸两手，以臂著膝前，令正直，手大指与膝头齐，以物支肘，勿令臂得动摇，从胛骨上角摸索至胛骨下头，其间当有四肋三间，灸中间，依胛骨之里肋间空。"孙思邈《备急千金要方》论膏肓腧穴，无所不治，可用于羸瘦虚损、梦中失精、上气咳逆、狂惑忘误等疾病。

灸痔漏法：杨医亚先生指出，对于痔疮，灸长强穴效果显著。如病程长者，可用槐枝、马蓝菜根1把，煎汤取水3碗。取1碗半，趁热以小口瓶熏洗，令肿退，于患处根上灸之，尖头灸不效。或用药水盆洗肿微退，然后灸，觉一团火气通入肠至胸，乃效。灸至20余壮，更忌辛辣毒物。

杨医亚先生指出，为了更好地掌握古代特种灸法，更好地传承古代特种灸法，必须反复阅读古籍、不断推敲操作，不解之处需向有经验的医家讨教，逐渐领悟其中奥秘，以便发挥更好的治疗作用。

（三）详解操作规范，强调灸后处理

杨医亚先生指出，规范操作是学习针灸者必须遵守的基本原则。《杨医亚针灸学》对于施灸的操作规范做了详尽的叙述。施灸时若出现问题，应及时正确处理。书中明确指出，施灸的顺序为先灸上部、背部，后灸下部、腹部；先灸头身，后灸四肢。但在特殊情况下，操作亦可灵活应用，不可拘泥。施灸时，要安排好患者的体位，嘱患者不要乱动，尤其注意艾火的脱落和火星掉下，以免烧伤皮肤。隔姜灸、隔蒜灸时，皮肤容易起疱，应严加注意。凡实热证、阴虚发热者、面部五官区域、大血管部位，以及孕妇的腹部、腰骶部不宜施灸。过饥、过饱和醉酒也不宜灸治。对于灸后起疱者，应及时处理，用消毒针刺破，挤去疱内液体，外涂龙胆紫以防感染。施灸时发生烫伤，可局部涂抹獾油。灸后化脓，最为禁忌。或有因痛苦以手压之者，最易成脓，宜切戒之。灸后处理不善，灸痕化脓者，可停灸数日，即能自愈。艾灸壮数过多，极易发生溃脓。杨医亚先生以生肌玉红膏药物加减，用当归60g，白芷30g，轻粉20g，血竭15g，紫草10g，麻油500g，甘草50g等组方，治疗灸后溃脓久不愈合，效果显著。

三、深研穴理，重视经络腧穴

杨医亚先生一向重视对经络、腧穴的研究。他在《近世针灸医学全书》中指出，临床用穴如同用药，必须对每个腧穴的位置、适应证、取穴法、针刺深浅、禁忌证等，做到清楚准确，熟练操作。除此之外，还需精研腧穴治病原理，强调临证选择主穴和配穴至关重要，使针灸处方与中药方剂一脉贯通。

（一）充分肯定经络学说

杨医亚先生认为，经络理论历史悠久。《黄帝内经》中"经脉十二者，外合于十二经水，而内属于五脏六腑""经脉者，所以能决生死，处百病，不可不通""夫十二经脉者，人之所以生，病之所以成，人之所以治，病之所以起"等均为医界至理名言。但由于解剖学、生理学的发展，世人难免对经络实质心存疑惑，甚至完全否定经络学说。杨医亚先生在《杨医亚针灸学》绪论中说："近来有一些人否定经络学说，我们知道现代医学还在不断发展，很多事情还有待于进一步认识。况且经络走行的现象也不是今天用解剖学所能解释的，因为我们知道经络有些不是按照神经、血管、淋巴管的走向所行的。虽然有人不根据经络学说来取穴，采用局部刺激疗法也可以获得一定疗效，但这些疗效远比不上经络的治疗。因此，经络治疗是传统的、有效的临床医疗方法。"杨医亚先生认为，针灸治疗时必须按照经脉选穴针刺。如针刺委中治疗腰痛，因委中隶属的足太阳经脉适经腰部，再如针刺合谷治疗牙痛，因合谷隶属的手阳明经脉从手上行至齿颊部。这些足以证明经络循行与治疗的密切关系。且临床上大部分经穴的传感现象都与经络走向一致，这完全是前人通过长期观察患者针刺后的感应及变化归纳所得的结果。杨医亚先生指出：经络理论是古人实践经验的总结。经络不仅有它的物质基础，也有它的实用价值，是针灸治疗疾病的重要依据。

（二）针灸治病选定主穴

杨医亚先生认为，针灸治病用穴犹如内科治病用药，与君臣佐使配伍的理论相通。针灸治病选定的主穴犹如方中君药，对病证治疗相当关键。在杨医亚先生编译的《最新针灸治疗医典》之"参考篇"中，着重介绍了 52 种疾病的治疗主穴。如头痛、精神疾病选百会；肩部肌肉紧张多用肩井；感冒、咳嗽等肺部疾病选肺俞；牙痛取颊车；腮腺炎、扁桃体炎用天柱；支气管疾病选膏肓；坐骨神经痛及下痢选腰眼；脚气等足部诸病用犊鼻；月经不调选血海；小儿吐乳选巨阙；小儿夜啼用不容；各种胃肠疾病选章门、中脘、天枢；子宫疾病选气海、关元；中风诸疾以曲池为主穴；手部神经痛选手三里；耳目疾病选合谷、丝竹空；眼病、晕动病用攒竹、睛明；喘息、梅核气用天突；水肿、鼓胀用水分；脱肛、转筋用承山；失眠选神门；颜面神经麻痹选风池；淋证、消渴、疝气用膀胱俞；腿脚疼痛选绝骨；崩漏选隐白；痔疮、腰痛选白环俞；赤白带下用地机等，皆为杨医亚先生多年临证经验结合原著编译之所得。

（三）临证配穴相得益彰

杨医亚先生在《近世针灸医学全书》之"配穴概论"中指出：重视疾病主穴的选择固然至关重要，但也应认识到两穴或三穴乃至多穴相配将会发挥单穴无法比拟的效果，能使治疗作用发生质的突破。配穴乃"某穴之特性，与某穴之特性，互相佐使，而成特效之功用，犹之用药，某药为君，某药为臣，相得益彰也。故研究针灸者，如果不知穴之配合，犹之癫马乱跑，不独不能治病，且有使病机变生他种危险之状态"。他结合多年临床体会，将配穴经验和盘托出，奉献读者，以期实用。

大椎、曲池、合谷相配，治疗外感六淫邪气在表诸证、疟疾及热病，可疏风解表，调和营卫。

合谷、复溜相配，治疗表虚、表实之自汗或无汗，可以发汗、止汗。补合谷轻扬走表而托邪，泻复溜玄府不固，故而汗出。

曲池、合谷相配，治疗头痛、头晕、耳目口鼻诸疾等。曲池走而不守，合谷升而能散，故能清热散风，清理上焦。

水沟、风府相配，凡一切卒中急症、牙关不开、不省人事，用此二穴，关窍立开，随即苏醒，转危为安，亦可治疗口眼㖞斜，偏枯不遂。

肩髃、曲池相配，治疗一切经络客邪，气血阻滞之证，如中风、偏枯、诸痹所致上肢疾患，疏通气血，搜风除湿作用好。肩髃卧针能疏通，曲池走而不守，故上肢之病皆可用之。

阳陵泉、环跳相配，治疗中风偏枯、诸痹不仁、萎废不用所致下肢疾患，能疏通宣散，舒筋利节，相得益彰。

曲池、委中、下廉相配，治疗风寒湿痹。曲池搜风行湿，委中疏风利湿，下廉通阳渗湿，三穴兼以各疏其经，各通其络。

曲池、阳陵泉相配，治疗上下肢麻痹、胸胁疼痛、热结肠胃之腹胀便浊，能舒筋利节，清利疏泄。

曲池、三阴交相配，治疗妇女经闭、崩漏带下，积聚毒疮，诸般肿痛，瘾疹热厥等，可清热凉血，祛瘀生新。两穴配伍，则血分之瘀滞、热毒自清。

足三里、三阴交相配，治疗脾胃虚寒，纳谷不香，饮食不化，食少纳呆，形瘦身弱，或呕或泻，腿脚麻木、疼痛，能益气养阴，健脾补虚，一以振阳，一以和阴，有舒筋理痹之功。

阳陵泉、足三里相配，对于肝胃不和之证，如吞酸口苦、泄泻呕吐、下肢痿痹，临床应用较多，具调和肝脾，疏肝健胃之功。

合谷、太冲相配，治疗癫痫狂邪各证，以及手足抽搐、小儿惊风、口噤不开等。两穴合用，可镇肝息风，宣通气血，为治气血失常疾病之常用要穴。

丰隆、阳陵泉相配，治大便秘结，可降逆通便。两穴同用，有承气之功，而无承气之峻猛，甚为稳妥。

气海、天枢相配，主下腹部疾患，治疗腹痛、腹胀、肠鸣、泄泻、奔豚、疝瘕、遗精阳痿、小便不利、妇女月经诸疾，能补肾壮阳，导滞清浊。

中脘、足三里相配，主上腹部疾患，治疗胃中虚寒，饮食不下，脘腹胀痛，积聚或停痰、停食、宿饮、痞块、霍乱等病，有燥湿健脾，升阳益胃之效，为君臣之方，临床确有殊功。

内关、三阴交相配，治疗骨蒸盗汗、干咳、失血、梦遗、经闭等阴虚劳损之证，可养阴清热。

鱼际、太溪相配，治疗虚劳骨蒸、咳嗽、咯血，可滋肾清肺。

天柱、大杼相配，治疗头晕、目眩，可疏经散邪，导气下行。

合谷、足三里相配，治疗清阳下陷，胃气虚弱，纳谷不香，湿热壅滞，秽浊滞于中焦，宿食停饮，腹胀噫哕，可调理中焦，宣通胃腑。合谷为大肠经之原穴，能升降宣通。足三里为胃经之合穴，补之益气升清，泻之通阳降浊。两穴皆属阳明，一手一足，上下相应，肠胃并调。若清阳下陷，胃气虚弱，纳谷不畅，则补足三里，应合谷以升下陷之阳，俾胃气充足而饮食自进。若湿热壅塞，浊滞中焦，蓄食停饮，腹胀噫哕，则泻足三里，引大肠合谷下行，以导浊降逆，中气自然和畅。

劳宫、足三里相配，治疗伤寒结胸、痞闷胀满、噫气吞酸、呕吐干哕、烦倦嗜卧，可清泻心胃之火，开胸降逆。

大椎、内关相配，治疗胸膈满闷、喘咳气逆、痰多、胸膈积水等病，可调气行水，祛饮降逆。

少商、商阳、合谷相配，治疗小儿发热、咳嗽、乳蛾、痄腮等病，可清热解毒，宣肺利咽，见效甚捷。

俞府、云门相配，治疗咳嗽、气喘、胸中闷热、呼吸急促，可肃肺降逆，止咳定喘。酌情加取乳根，以增强安冲降逆之力。

气海、关元、中极、子宫相配，治疗子宫虚寒，胞门闭塞，久不成孕，阴缩阳痿，腹痛胀满，转胞等，可养血调经，培补真元，补命门，暖子宫，调经带，育子嗣。

合谷、三阴交相配，治疗胎动不安、滑胎等。合谷清上焦、中焦之热，三阴交滋中焦、下焦之阴，两穴合用可补脾养血，清热安胎。

曲泽、委中相配，治疗暑热之邪导致的霍乱、心烦意乱等，可清血毒、散秽邪。两穴一肘一膝，乃大血脉所在处，故能刺出血。加百会亦可醒脑开窍。

（四）擅长使用经外奇穴

杨医亚先生根据多年经验发现，经外奇穴对于某些疑难疾病有如桴应鼓之效。他参考古籍整理临床重要经外奇穴 81 个。此类穴位取穴独特，值得重视。现列举部分如下。

胁堂穴（出自《外台秘要》）：极泉之下，腋下两肋骨间凹陷中。主治胸胁气满、目黄、远视等。可灸 5 壮。

竹杖穴（出自《千金翼方》）：病人正立，以竹杖柱地度至脐，取杖度背脊，灸杖头处。主治腰痛、头痛等。可灸 7 壮或随年壮。

发际穴（出自《类经图翼》）：平眉上 3 寸，神庭下 5 分。主治头风、眩晕、头痛久不愈。可灸 3 壮。

颞颥穴（出自《备急千金要方》）：在眉眼尾中间，上下有来去络脉是，针灸之。治四时寒暑所苦、疟气、温病等。针入2分，可灸3壮。

羊矢穴（出自《类经图翼》）：会阴旁3寸，股内横纹中。可治脱肛、附睾炎。针入3分，灸7壮。

燕口穴（出自《备急千金要方》）：两口边赤白际处，正面取穴。治癫狂。灸1~3壮。

关仪穴（出自《备急千金要方》）：膝外上1寸。治疗子宫脱垂。需灸100壮。

鬼床穴（出自《备急千金要方》）：耳垂下5分。治疗中风、耳部疾患。需灸3壮。

五虎穴（出自《类经图翼》）：手背部，食指及环指掌骨小头高点处，握拳取之，左右共4穴。治疗手指痉挛。灸3~7壮。

拳尖穴（出自《备急千金要方》）：在手背，第三掌骨小头最高处，握拳取之。治风眼、翳膜疼痛。灸对侧3~7壮。

太祖穴（出自《针灸集成》）：第六颈椎棘突下。可催吐，治疗百日咳。针入1~3分。

百劳四穴（出自《针灸孔穴及其疗法便览》）：大椎上2寸处左右各1寸，以及大椎两旁1寸3分。治疗百日咳。针3分，灸7壮。

脐中四边穴（出自《备急千金要方》）：肚脐正中上下左右各1寸。治疗小儿一切痉挛和慢性肠卡他症状。亦可灸7壮。

六华穴：包括膈俞、肝俞、脾俞。主治胃肠疾患。可灸7~10壮。

肩上穴（出自《针灸孔穴及其疗法便览》）：背部第一胸椎棘突各旁开1.5寸。主治肩周炎、尺神经痛。灸7~21壮。

浊浴穴（出自《备急千金要方》）：胆俞旁5分。主治黄疸、神经衰弱。针3分，灸7壮。

骑竹马穴（出自《备急灸法》）：在背部，取穴时以绳量取肘横纹至中指尖长度，令患者跨竹竿上，挺背正坐，并令两人抬扛，两人扶定，使足尖离地寸许。然后以绳之一端着尾骨尖，沿脊直上，尽处标点，以此点向两侧各开 1 寸处是穴。约当第十胸椎棘突之两侧各开 1 寸处。主治发背、脑疽、肠痈、牙痛、风瘴肿瘤、恶核瘰疬、四肢下部痈疽疔疮等。艾炷灸 3~7 壮。

精宫穴（出自《医学入门》）：第二腰椎下各开 3 寸。主治梦遗、早泄、性功能障碍。针灸均可。

手心穴（出自《备急千金要方》）：手掌正中。主治黄疸、小儿疳积。灸 1~7 壮。

四花穴：即膈俞与胆俞的合称。主治小儿虚损、饮食无味、咳嗽、遗精、盗汗、五劳七伤等。初灸 7 壮，累灸 100 壮。

中风七穴：一为百会、曲鬓、肩井、风市、足三里、绝骨、曲池 7 穴；二为百会、风池、大椎、肩井、间使、曲池、足三里 7 穴。治疗中风、半身不遂、言语障碍等。

鱼尾穴：在目外眦，正面取之。主治目疾。针入 1 分，禁灸。

杨医亚先生为传承和临床使用经外奇穴做了大量的工作。

（五）独自创立特殊针法

杨医亚先生注重实践，不尚空谈，他将自己翻译的日本著作中的特殊针法（撚针法、管针法、打针法、皮肤针法、散针法等）与自身多年经验结合，独创几种重要针法，载于《杨医亚针灸学》中。

祛湿针法：针中脘 8 分、足三里 8 分、悬钟 4 分、环跳 7 分。

祛热针法：针合谷 4 分、足三里 8 分、照海 3 分、中脘 8 分。

祛风针法：针百会 3 分、风池 6 分、哑门 3 分、耳门 3 分、肩井 6 分、曲池 5 分、合谷 4 分、风市 6 分、神庭 2 分。咳嗽甚时，针风门3分、肺俞3分。

下气针法：针印堂2分、足三里8分、复溜4分、三阴交4分、涌泉3分、解溪3分、外关3分、神门3分、委中6分、合谷4分、间使3分、悬钟4分、大敦2分、少商1分、后溪3分、巨虚上廉5分、巨虚下廉3分，以上各穴随病情轻重选用。

跌仆疼痛针法：大椎，针尖向上刺入5分。痛立止，针大椎5分、阳辅4分、悬钟3分。

安产针法：针肾俞4分、大肠俞6分、志室5分、次髎6分、腰俞3分。

安眠针法：针中脘8分、梁门7分、神门3分。

腹痛针法：腹痛刺阿是穴，如无效时，阿是则当穴横刺，再刺地机、三阴交。胸胁痛刺解溪、足三里、犊鼻、丰隆。

促呕吐针法：暴饮暴食，食物停滞，胃部压痛，使之速吐，鸠尾向上方刺入1寸，行捻转术、雀啄术，又在上腹部深刺。

大热针法：不论何病，热气甚时，针刺三间，此祛热要穴，后刺悬钟（早拔针）。

宿酒沉醉针法：针中脘8分、百会3分、梁门7分、足三里7分，有大效。

出血不止针法：针右肩，出血针右曲泽、小海（小海止衄血最妙）。出血甚时针尺泽、曲泽，又郄门，立止。

活针法：人不知，如将死，刺水沟、百会、攒竹、阳溪、腕骨、消泺、中封、中府。

以上诸种特殊针法选穴精练，极有参考价值。

四、强调实用，重视民间疗法

当时，泱泱中国，人口众多，经济落后，百姓贫穷，因此杨医亚先生心中常存医者尚少，患者恒多的忧患。青年学生时期，他便在《文医半月刊》中提出"医界应到农村去努力"的言论。他说："中国自古以农立国，农民是我国的重要分子，故欲强国，对于农民之救急不得不加以注意，而现下之农民……帝国主义者之侵略及地方苛捐重税之征收，以及时疫之流行，使农村陷于崩溃破产之地位，国如何能强呢？现在时髦的口号是到民间去，复与（疑为富裕）农村，救济农村，此不过是一种口头之言罢了！但是要去救济农民，最要者当先除去民间时疫之流行，及治疗农民之疾病。农民健康，始不至于影响农事工作……农民自能安居乐业，社会平静，国库亦充，国家亦坚固，外患如何能发生呢？由此看来，救济农村，非从医药上去实行不可！要知古之黄帝、岐伯、仲景等圣之研究医术，乃是救济社会，故医药之利益是应该有疾病的人均可享受。然而现今之社会则不然，凡医学深渊、手术奥妙之医士，均集于都市之地，尤其是西装革履之医者更多……而农村劳苦出力的农民是很难得到的！今我们医界同志们要有慈善的施惠，要拿出博爱的精神，去补充缺乏医士之农村，减去都市医士之过剩，如此一方面可以救济农村，另一方面可以促进医学之进展，这是何乐而不为呢？"所以杨医亚先生无论是办学、著书，还是诊病，都本着大力培养医者，尽快治愈患者的原则，临床特别强调实际效果，治病尤为重视民间疗法，治疗方法自当简便廉验，尽心竭力服务劳苦大众。他认为，有效之方，用之得中，确能愈病，有时却不及简便单方，一株草药，可愈危症，不容小觑。单方验方如只限于一人一地，则流行不广，传播不久。于是在20世纪40年代，他创办出版《验方集成》月刊，意在使单方验方走上进化之轨道，为国医另辟新途。王懋堂先生在特刊号中感言："医亚先生叹国粹之沦泯，感吾道之零落，弃燕雀之小志，慕鸿鹄以高翔，广泛搜集地方流传各种验效单方，相互交换，做有规范的临床试验，核准功效，编纂成刊，公之于众，则效方不致误用，良药亦不致湮没。虽处乡僻，按方疗疾病者不患难治，此不仅便利于齐民，其于发展前途亦大有实济，可补世界医药之缺乏，可促中医药之复兴。"《验方集成》月刊的发行起到了"在空间上供各地医界之参考，在时间上供后学读者之研究，前可追古人，后可惠来者"的作用。杨医亚先生造福社会，名不朽矣。

杨医亚先生于1959年编写出版《民间灵验便方　第二集（针灸）》时，在前言中写道："针灸疗法，是我国几千年来劳动人民同疾病做斗争的经验积累，对许多疾病的治疗，都有良好的效果。由于它具有操作简便、疗效好、治疗广泛和节约药品等优点，深受广大劳动人民的欢迎。同时，由于针灸疗法长期广泛地流传在民间，有很多非职业医生的工农群众也掌握了简单的针灸技术。为了满足农村医务人员、会'扎针'的工农群众和初学针灸者的实际应用，特汇集了一些民间常用的针灸验方。"他于1965年编写出版《民间灵验便方　第三集（外治法）》时，在前言中写道："中医外治疗法，是祖国医学的宝贵遗产之一。它是我国劳动人民在生产生活过程中，与疾病做斗争的经验积累。除载于历代中医文献，并为现代中医所使用者外，还有许多简易的外治疗法流传在民间，就地取材，用之有效，深受群众欢迎。这本小册子，就是为了满足农村基层卫生人员与广大群众的需要而编写的。书中内容是介绍常见疾病的外治疗法，着重选取简而易用、稳妥可靠的方子……在文字上，力求词简意明，尽量做到粗通文字的人就可以阅读、使用。"他于1966年编写出版《民间灵验便方　第四集》时，在前言中写道："目前，全国各地卫生部门正在把卫生工作重点放到农村，并大力培养半农半医的医生，使卫生工作更好地为广大农民，特别是为贫农、下中农服务。为了满足这一新的形势的需要，我们继续编写了《民间灵验便方　第四集》，供广大农村半农半医的医生和广大群众选择应用……这些土方、单方，都是对症治病，易学易用；人人都可掌握应用，不需要高深的技术；就地取材，不需要高贵的药物。只要认清了书中所说症状，对症用方，就可见效。"这些无一不体现出他惠及广大乡村医生，尽力传播民间疗法，心系黎民百姓健康，解除劳苦大众疾苦的情怀。

1988 年 3 月，他根据 1958 年河北省开展的群众性中医中药挖宝活动收集的民间针灸验方、效方等 20 多万件，编写出版了《针灸金方》，其中涉及内科、妇科、儿科的 99 个病证，477 个针灸处方。该书围绕方名、主治、症状、取穴、加减、手法、治验、按语等方面编写。杨医亚先生在该书按语中对各方的使用原则、穴位的运用、主治病证及注意事项做了概括的论述，同时在理论根据及治疗经验方面，提供了较为丰富的参考资料。该书所载之内容便于乡村医生掌握应用，救治患者。

在此仅以"痛经"为例。

【第一方】

主治：痛经。

症状：经前 2~3 日，少腹疼痛，腰痛。

取穴：中脘、天枢（双）、足三里（双）。

手法：用毫针直刺中脘 0.5~1 寸、天枢 5 分、足三里 1~1.5 寸，缓缓捻转进针，以有感应为度。留针 30~40 分钟。每天 1 次，连针 3~4 次即愈。

治验：①魏某，女，19 岁。主诉：月经不调已年余，每次经前 3~5 天即发腹痛腹胀，食欲不振，腰腿酸重，四肢无力，少腹有硬块，脉象沉迟。经取穴中脘、天枢、足三里，用平补平泻、先泻后补法，留针 1 小时，每 3 日针 1 次，连针 5 次而愈。②谢某，女，26 岁。主诉：月经不调，经来腹痛，经后痛止，腹中有积块，病延已 3 年余，曾多次求治未愈。按以上穴位、手法施治，共针治 10 次即愈。

【第二方】

主治：痛经。

取穴：①经前腹痛取关元、足三里（双）、中极、三阴交（双）、带脉（双）、归来（双）、血海（双）、丘墟（双）。②经后腹痛取中脘、气海、关元、中极、大赫（双）、三阴交（双）、水泉（双）。③行经时腹痛加期门（双）。

手法：毫针直刺关元 1~1.5 寸，足三里 2~3 寸，中极、三阴交、带脉、归来、丘墟各 1.5 寸，血海 5~8 分，中脘 1.5~2 寸，气海 1~1.5 寸，大赫、水泉各 0.5~1 寸，平补平泻，得气后留针 1 小时。不论痛在经前还是经后，均应在月经停止后 5 日开始针治。经前腹痛者针 1 次后，视实际病情，每隔 7 日，或 6 日，或 5 日，或 4 日施术 1 次，10 日为 1 个疗程；经后腹痛者，每隔 10 日施术 1 次。

治验：①魏某，女，24 岁。主诉：经期腹痛剧烈，伴有恶寒发热。诊其脉洪大弦紧，唯右关脉沉紧涩，乃针关元、气海、中极、足三里、三阴交、带脉、归来、丘墟，留针 1 小时，腹痛即止，翌日月经亦通。于是 7 日行针 1 次，至下月应时行经，腹亦不痛，1 年后顺产一子。②孙某，女，18 岁。主诉：因经期猝受惊恐，致经行延期，行经前三四日即腹痛，至月经停止后腹痛乃止，已 7 年。其脉弦紧，左关沉涩无力，此乃肝气不舒，冲任失调之候。遂针气海、关元、曲骨，用补法；再针中脘、足三里、三阴交、带脉、血海、丘墟、大赫、章门，用平补平泻法，留针 1 小时，后隔 7 日行针 1 次，共针 4 次，经水来潮时，腹痛减轻。继则去大赫、章门，加水泉，7 日行针 1 次，连针 2 次，下月经水应期而至，腹亦不痛。③张某，女，26 岁。主诉：经后腹痛，痛时腹胀不能食，两胯发胀，腿酸痛，已有 4 年之久。诊其脉，六脉沉迟紧涩，为气血两亏之证。遂针气海、关元、中极，用补法，各艾灸 30 分钟。同时针足三里、三阴交、归来、水泉、足临泣、公孙，用平补平泻法，留针1小时。每隔7日针1次，共针4次，经期正常，腹痛减轻，至下月行经前，去归来、水泉、足临泣、公孙，加涌泉、然谷，共针4次，痊愈，翌年生一子。

【第三方】

主治：痛经。

取穴：天枢（双）、三阴交（双）、关元、中极。

手法：夏季应先刺曲泽出血，后刺其他穴位。刺曲泽，可用三棱针，一般穴位留针30分钟。

禁忌：忌食生冷、油腻、辛辣之物。

按语：上述手法指出夏季先刺曲泽出血。这是因为夏季逢心火之旺，而曲泽乃手厥阴心包经之合穴，泻此者实即泻心，以心包经代君行令。补心当补心络，泻心亦当泻其包络。

【第四方】

主治：痛经。

症状：经前少腹疼痛。

取穴：合谷（双）、太冲（双）。

手法：用毫针，直刺合谷1.3寸、太冲1寸，用强刺激手法，留针30分钟。

按语：合谷属阳经主气，太冲属阴经主血，两穴位都恰在手足第一、第二指（趾）间，两穴合称"四关穴"。两穴配伍应用，能疏通全身气血，"通则不痛"，故针"四关穴"可用以治疗痛经。前人使用"四关穴"治疗很多疾病。《标幽赋》言"寒热痹痛，开四关而已之"；《杂病穴法歌》言"鼻塞、鼻痔及鼻渊，合谷、太冲随手取""手指连肩相引痛，合谷、太冲能救苦"；《席弘赋》言"手连肩脊痛难忍，合谷针时要太冲"，说明"四关穴"对全身性的寒热痹痛等证都有良效。其刺法有二：一种是先开四关，平调气血，然后再治疗局部；另一种则是直接使用四关穴施术，即达到治疗目的，如本方即属于此类。

【第五方】

主治：痛经。

取穴：主穴为照海（双）、大敦（双）。配穴为气冲（双）、急脉（双）、气海、天枢（双）。

配穴法：经前痛，以刺照海，灸气冲、急脉为主；经后痛，以刺大敦、气海、天枢为主。

手法：毫针刺照海5分，斜对内踝尖方向刺入，用泻法；气冲、急脉各用温和灸法，灸30分钟；大敦横刺2~3分，气海、天枢各刺1.5寸，平补平泻，留针30分钟。经前痛者，在经前5日针治；经后痛者，可随时针治。

治验：马某，女，17岁。主诉：经前腰酸腹痛，痛剧时不能起床，月经周期正常。经按上述穴位治疗，1次痛减，后隔日治疗1次，共针10次，症状消失。

【第六方】

主治：痛经。

症状：经后少腹痛，喜按，经血色淡量少（虚证）。经前少腹痛，拒按，经血色深，多有血块（实证）。

取穴：虚证取关元、足三里（双）、三阴交（双）、气海、归来（双）、中脘、脾俞（双）、命门。实证取气海、合谷（双）、三阴交（双）、血海（双）、曲池（双）、间使（双）、水泉（双）、足临泣（双）。

手法：用毫针刺法。虚者补之，慢进针，由浅入深，得气后留针20~30分钟。实者泻之，快速进针，留针60分钟，在留针时间内捻针3~4次。

按语：上述手法，仅指出虚补实泻及留针时间，而未介绍针刺深度。针刺的深浅、手法的轻重和捻转的时间都与补泻有密切关系。进针深度，可按一般针灸学的规定。虚证进针慢，捻转得气后置针不动，留针时间宜短；实证进针快，手法重，刺激量大而强，在留针时捻针使针感维持在一定的强度，留针时间宜长，至肌肉松弛时出针。

【第七方】

主治：痛经。

取穴：大敦（双）、关元、三阴交（双）。

手法：用毫针，沿皮刺大敦 2~3 分，关元、三阴交各刺 1.5 寸，针感达于外阴部即置针，留针 20~30 分钟。

治验：李某，女，30 岁。主诉：每于月经前一二日，少腹疼痛重坠，伴有腰部酸痛，经期过后，疼痛即止。经按上述穴位施术，留针 30 分钟，疼痛消失。

【第八方】

主治：痛经。

取穴：关元、气海、天枢（双）、三阴交（双）。

手法：用毫针，刺关元、气海、天枢各 1.5 寸，三阴交 5~8 分，施雀啄术 3 分钟，留针 15 分钟。隔日针 1 次。

治验：①赵某，女，21 岁。主诉：月经失调，少腹疼痛。按上述穴位隔日针 1 次。3 次后，月经应期来潮，腹痛亦消失。②吴某，女，27 岁。主诉：月经不调，有时腹痛。按上述穴位治疗 2 次，月经转正常，腹痛亦消失。

【第九方】

主治：月经不调，经期腹痛。

症状：经期紊乱，经行腹痛，腰酸腿胀。

取穴：主穴取三阴交（双）。配穴取足三里（双）、血海（双）。

手法：用毫针刺法。经行早期用补法，延期用泻法。如无痛经，足三里可不针。3 穴俱针 1.5 寸，三阴交用烧山火法，慢提快按，使热麻感达于小腹，留针 30 分钟。经期每天 1 次，连针 5 次。

禁忌：经期忌寒凉刺激，保持精神愉快。

治验：①孙某，女，36 岁。主诉：经前腹痛已 10 余年之久，现经血将至，腹痛又作。经按上法取三阴交、足三里两穴。三阴交用烧山火法，针下痛止。②张某，女，19 岁。主诉：经血不调，经前每发腹痛，未经治疗。取穴三阴交、足三里。三阴交用烧山火法，足三里用平补平泻手法，每 5 分钟捻运 1 次，留针 30 分钟，连针 5 次，腹痛消失。

【第十方】

主治：痛经。

取穴：主穴取合谷（双）、气海、三阴交（双）。配穴取关元、章门（双）、肾俞（双）、曲泉（双）、足三里（双）。

手法：经前痛者，刺合谷 0.5~1 寸，气海 5 分，三阴交 1 寸，关元 3 分，曲泉 2~3 寸，章门、肾俞各 5 寸，得气后留针 30 分钟，在留针时间内捻运数次。经后痛者，除主穴外，配刺气海 3 寸、足三里 2 寸、章门 2 寸，捻转得气后即出针。出针时手法要分 3 步，每隔 2 分钟提出 1 次。出针后休息 10 分钟，再下床活动。

【第十一方】

主治：经行腹痛。

取穴：肾俞（双）。

手法：毫针直刺 1.5 寸，用强刺激手法，留针 30 分钟。每于月经前针 1 次，连续针治 3 次。

【第十二方】

主治：经行腹痛。

取穴：中极、归来（双）、三阴交（双）。

手法：用毫针刺中极、归来 0.8~1.5 寸，三阴交 1 寸，平补平泻，使感应达于外阴部，留针 30~60 分钟。

以上介绍的 12 个处方，非常实用。

1997 年，已经 83 岁高龄的杨医亚先生编写出版了《拔罐·割刺·救急方》。他在该书前言中写道："祖国医学遗产极为丰富多彩，不仅有浩如烟海的医学典籍，就是散见于民间的各种疗法亦非常之多，如拔罐疗法、割刺疗法、偏方、秘方等，多种多样。这些方法行之有效，使用简单，并且经济方便，多年来深受广大群众的喜爱和欢迎。充分挖掘整理这方面的经验和遗产，更好地为广大劳动人民服务，是医务工作者的责任，也是发扬和继承祖国医学遗产的一项很有意义的工作。因此将 60 年来从师学习、同道传授、民间流传、古典医籍中的医疗方法和秘方、偏方汇集整理、编纂成这本书，奉献给读者。"杨医亚先生指出：拔罐疗法在民间叫作"拔罐子"或"拔火罐"，是古代劳动人民在与疾病做斗争的过程中积累获得的宝贵经验，是我国民间流传很久的一种治病方法。但是这种疗法是从什么时候有的呢？在晋代医家葛洪著的《肘后备急方》里就有了"角法"，即用牛角制成吸筒治病的方法；在唐代医学家王焘著的《外台秘要》中，有用竹筒治疗虚劳骨蒸的方法；在宋代苏轼、沈括著的《苏沈良方》内，有火筒法治疗久嗽的记载；在明代外科医生陈实功著的《外科正宗》内，有煮拔筒方法的记载等。这些方法均类似于现在的拔罐疗法。不过，最初拔罐疗法只是用于治疗外科热毒疮疡，作吸毒之用，后来开始扩大到治疗风湿麻痹、虚劳咳嗽等外感内伤多种疾患。从上述文献可以知道，拔罐疗法在我国已有 1000 多年的历史了。如果按这种疗法与生活之间的关系来推测，它的创始年代当在药物疗法使用以前。由于它在民间已有了相当扎实的使用基础，所以一直到今天，人们仍广泛地用它治病。在农村有句俗话："扎针拔罐，病好一半。"可见这种疗法有一定的独特作用和悠久的历史渊源，且对某些疾病的治疗有良好效果，对保障人民身体健康起到了很大的作用。

杨医亚先生从西医学的角度认为，拔罐可以引起"拔罐部位及其周围的肌肉、血管和神经呈兴奋状态，导致组织血管扩张，血流加速，新陈代谢旺盛，毛细血管通透性加大，从而使局部瘀血消除，同时组织间的营养也得到补充，炎症产物得以排泄或被吸收，局部组织弹性恢复，脏器功能增强……可是局部有的血管破裂，一部分血液流入皮肤深部，而发生自家溶血，被组织吸收引起刺激，对机体产生调整生理功能的作用"。杨医亚先生从中医学角度认为，拔罐"可以起到疏通经络、调整气血、温中逐寒、祛风除湿和散邪的作用"。

杨医亚先生在《拔罐·割刺·救急方》中介绍了27种常见病症的拔罐治疗，本文仅以"胃脘痛"为例，便可窥其全貌。

胃脘痛，亦叫胃痛、胃气痛，俗称心痛。这是临床常见的疾病。痛的部位在上、中、下三脘之间，有时散发肋下，有时牵引胸腹。导致疼痛发生的原因有很多，如停食、停饮、胃寒、胃热、气滞、血瘀等，都能引起胃脘痛。一般在发病初期，患者感觉胃部不舒服，继则出现消化不良、食欲不振、食后定时作痛或夜间疼痛加重、胸腹饱胀、呕吐、嗳气、吐酸水、失眠等现象，病势慢慢加重。

治疗本病的方法：拔罐部位为中脘穴、内关穴、足三里穴、脾俞穴、胃俞穴。以上各穴，每日拔吸 10~20 分钟。此法能活血止痛，增强胃功能而帮助消化。

杨医亚先生认为，割刺疗法具有治疗范围广、疗效迅速、施治方便的优势。他提出"应提高技术，改进操作方法，进一步扩大它的适应证，使其被纳入现代医学范围"。杨医亚先生在《拔罐·割刺·救急方》中说："割刺疗法是祖国医学外治法的一种，属于一种物理刺疗方法，也是针灸医学范围内的一种特殊技法。割刺疗法是根据对疾病的诊断，在人身的体表上，选定一定部位，经过局部消毒和局部麻醉之后，用手术刀微微切开皮肤肌肉，挤出或剪除一点纤维组织（有时用手术钳子夹压一下神经），作为治疗手段，以达到治疗疾病的目的。由于这种治疗方法，不论治疗哪种疾病，都是用手术刀来割刺，所以叫作割刺疗法。"

　　杨医亚先生在介绍割刺疗法的发展概况时指出：割刺疗法在我国各地民间流传已久。而其究竟创始于哪个年代呢？古代医学文献中很少有关于这一疗法系统的记载，中国医学史上也没有提到这种疗法起于什么时候。它的历史起源，现在还没有文献可考。但根据社会发展规律来推断，它的起源可能与针灸学术发展史有着密切的关系。在石器时代，人类在劳动或搏击的时候发现，有时被石块撞破了身体某一部位，反而使某些疾病导致的痛苦得到减轻或解除，从而体会到割破皮肤有治病的作用。这也说明人类在石器时代不但能使用石器作为生产生活工具，还能在医疗方面简单运用石器。因此，可能在用砭石治病时期，就是割刺疗法的萌芽时期。古代文献《山海经》中记载"高氏之山，其上多玉，其下多箴石"。晋代郭璞将"箴石"注解为"可以为砭针"。而后，汉代许慎《说文解字》又将"砭"字解释为"以石刺病也"。从这些记载可以推测出，"箴石"可以用来制为"砭针"，并作为一种治病的工具。不过古人在当时还不会像今天一样用锋利的手术刀割刺，而只是用石头磨成石具或用瓦片的尖角为工具，在皮肤上划刺一点或一线。这与今天的针刺有关，而与割刺疗法也是最相近的。到了青铜器时代和铁器时代，就有了金属制刀，后来逐渐发展成外科用的一些手术刀。大多数学者认为，中医针刺术之最早者，首推石器时代使用砭石治病。割刺疗法和针刺疗法可能在创始阶段并未有区别，后来才逐渐发展为两种形式的治疗方法。医学是基于社会经济和文化的条件而发展的。针刺在逐渐由浅刺皮肤到深刺肌肉的同时，技术也变得复杂，逐渐形成了一种专门的技术。经过许多学者的不断研究总结，其逐渐成为中医学系统中的一个重要组成部分。而割刺疗法比较简单，只是在皮肤表面割破一个小口，而不需要较多的复杂手法，简单易学，也没有大的危险，只要经过几次试验或口授，就可以掌握，因此能够广泛地流传在民间。掌握这种治疗方法的，大多数是农村中的半农半医和农民。他们在与疾病做斗争的过程中虽然积累了不少经验，但由于受所掌握的科学文化知识所限，不能把这些宝贵的经验逐项记录下来，故历史文献中没有该疗法的系统记载。虽然如此，也还是有许多关于割刺疗法的经验流传下来。如许多劳动人民都知道在手掌上割刺，可以治疗小儿疳积一类的疾病。其实，对于许多成人疾病的治疗，该疗法也曾被广泛地应用。尤其近些年来，在各科疾病的治疗上该疗法各种创造性的应用，也起到了一定效果。

总之，从历史发展角度来看，我们的祖先在石器时代的生产生活中，就用割刺疗法与疾病做斗争。由于其简单易用，用之有效，因而口传心授，历代相传，同时也有所发展，以致形成现在的割刺疗法。

杨医亚先生在谈到割刺疗法的特点时指出：割刺疗法是一种简便、经济、安全、有效的治病方法。它长期流传在民间，为广大人民所欢迎的主要原因有以下几点：①治疗范围广泛。在古代，人们用割刺疗法治疗各种病症。后来由于医药科学的不断发展，这一疗法在民间多用于治疗小儿疳积一类的疾病。由于我国中医政策的深入贯彻，割治疗法逐渐被人们重视。通过应用检验，证明它不仅对小儿某些病症有一定的治疗效果，而且对内科、妇科、眼科疾病也有很好的疗效。②疗效迅速。割刺疗法对支气管哮喘、慢性支气管炎、神经性呕吐、胃及十二指肠溃疡，以及小儿消化不良、眼部的一些疾病等，疗效迅速。③施治方便。割刺疗法不用服药，操作简单、安全，没有不良反应，患者也不痛苦，而且不拘医院或门诊，不论城市还是乡村，都适合应用该法。一般医务人员或稍掌握一些科学知识的人，只要经过几次学习试验，便能基本掌握操作技术。割刺疗法虽有如上所述的特点，但还应该从临床实践中总结治疗经验和治疗规律，同时提高技术，改进操作方法，进一步扩大它的适应证范围。

杨医亚先生指出：近年来，各地对割刺疗法的临床观察报道很多。割刺的部位不断增多，因而适应证的范围也不断扩大。从该法治疗疾病所属科别上看，从儿科发展到内科、外科、妇科和其他各科。从该法治疗病种上看，包括消化系统疾病、呼吸系统疾病、泌尿系统疾病、神经精神系统疾病、血液循环系统疾病等多种疾病。从疗效上看，该法对数十种疾病都有一定疗效，尤其是对于哮喘、溃疡、神经症，以及小儿单纯性消化不良等疾病，疗效更为显著。根据各地的临床疗效观察报道发现，下列疾病为割刺疗法的主要适应证：①胃溃疡、胃下垂、胃痉挛、慢性胃炎、肠易激综合征、神经性呕吐、肝硬化腹水、十二指肠溃疡、慢性肠炎，以及小儿单纯性消化不良等消化系统疾病。②支气管哮喘、支气管扩张、慢性支气管炎等呼吸系统疾病。③神经衰弱、精神病、癫痫等神经精神系统疾病。④不孕症、月经不调、带下病、子宫后位、盆腔炎等妇科疾病。⑤角膜白斑、角膜溃疡、沙眼、白内障等眼科疾病。除对上述疾病有显著疗效外，该法对于淋巴结核、肠结核、骨结核、黄疸、肠道寄生虫病，以及风湿性关节炎等病，也有一定程度的疗效，同时还能减轻轻度风湿性心脏病的症状。

杨医亚先生认为，割刺疗法虽然对于多种疾病有显著疗效，但也有许多疾病不适用割刺疗法治疗，故暂将其列入割刺疗法的禁忌证范围：①合并化脓性感染者。②肺源性心脏病、心源性哮喘、高血压。③急性支气管炎、严重肺水肿、肺结核活动期。④某些肝肾疾病、糖尿病。⑤急性传染病、各种急性炎症。⑥出血性疾病、各种恶性肿瘤。⑦妊娠妇女或妊娠分娩后。⑧年高体弱者。

关于割刺疗法的操作，杨医亚先生指出，割刺疗法应按照外科无菌手术常规进行操作。先用 0.1% 来苏水或温水将患者应割刺的部位洗涤、擦干；再用 2% 碘酒及 70% 酒精常规消毒皮肤后，在切口局部皮下注入 1%~2% 普鲁卡因注射液 2~3mL，行局部麻醉，然后在应割刺的部位进行割刺。

目前，各地所用的具体割刺方法，主要有以下几种：①割脂法以摘除皮下脂肪为主。在治疗部位切开小口后，使皮下脂肪尽可能地暴露出来，用钳子或剪子将脂肪摘除。然后将切口缝合，外敷磺胺粉少许，用灭菌敷料包扎。一般 4~5 天后拆线。这种操作方法多用于手掌及背部。摘除脂肪时，要注意神经分支，尤其是用剪子将脂肪剪除时，更应注意。可先用镊子夹一夹，询问患者是否有电击般的疼痛感。如有此感觉，证明神经分支暴露于切口，应仔细地将神经分支避开，以免将神经切断。②钳夹法以刺激神经分支为主。这种方法多用于手掌部位。在局部皮肤切开小口后，用止血钳伸入口内，于切口两侧刺激其相对神经分支，至患者有电击样的痛感向下放射至相应的指端，或向上放射至腋窝部为止。然后用消毒纱布盖好切口，包扎妥善即可，切口不必缝合。③割脂钳夹并用法既可摘除皮下脂肪，又能刺激神经，是将上两种方法合并起来运用的方法。④钝性分离法以分离皮下组织为主。这种方法主要用于膻中部位（即膻中穴附近）。于治疗部位做切口，切口深至胸骨骨膜上，然后用刀柄或止血钳伸入切口内，将切口上下左右各约 1cm 内的皮下组织进行钝性分离，然后将切口缝合 1 针，外用消毒敷料包扎即可。⑤点刺法以刺激胸骨为主。这种方法是在膻中穴位上做切口，一直切到胸骨骨膜上，然后用刀在胸骨骨膜上轻轻地刮一下，这时患者有一种酸麻痛的感觉（有时这种感觉可以放射至腋部或手臂等处），然后用消毒敷料将切口盖上，以胶布固定，切口不必缝合。

杨医亚先生简要说明了割刺的注意事项：①术前准备割刺用具，如手术刀、小号止血钳等；一般消毒药品，如70%~75%酒精、2%碘酒、0.1%来苏水、1：20000单位青霉素、2%普鲁卡因；消毒纱布、绷带、胶布等都应当准备好，以便于应用。②割刺前应该正确选择符合适应证的患者，也就是在割刺前应诊断患者是否可运用割刺疗法。向满足治疗条件的患者说明这种疗法的治疗方式及作用，采取自愿原则，消除患者顾虑，增强其信心。同时应事前告诉患者施术中和施术后可能出现的一些反应。如个别患者在行割刺治疗后，会有疲乏、无力、局部麻木等症状，告诉患者不要恐惧。③在割刺过程中，有极少数的患者可能出现心慌、出汗、颜面苍白等休克表现，这时应立即停止手术，让患者平卧休息，并喝些热开水。症状稍重者针刺十宣穴、水沟穴，即可恢复常态。④术后一般不需用药。但个别患者可能再发作。特别严重者亦可考虑配合药物。伤口痛者，可给予止痛剂。⑤术后3小时，可自行将局部包扎的绷带放松一点，以免影响局部血液循环。⑥告诉患者刀口未愈合前，不宜受冷，或过劳，要保持刀口部位不沾水、不被污染。术后患者可休息数日。⑦用线结扎伤口者，一般可在术后3~4天拆线。一般6~7天，伤口可愈合。

杨医亚先生简要说明了割刺的禁忌：①在百日内忌食油类，包括动物油、植物油；忌食肉类，如猪肉、牛肉、羊肉等；且不能嗅香味；忌食豆类及豆制品（如豆腐）；另外还要忌食鱼、虾、蟹、葱、蒜、韭菜等辛辣刺激食品；禁烟、禁酒等。②凡非忌食品，不宜吃生的、冷的。③凡可能引起病情进展的食品，亦需禁忌。比如，有的患者吃咸盐等，病情即加重。

　　总之，遵守以上禁忌一方面是为了预防某些患者对这些食品存在过敏反应，另一方面是为了使患者在术后避免因此类刺激致发其他疾病而使原病复发。但具体应该禁忌哪些食物，应按不同病情分别对待。

　　杨医亚先生认为：割刺疗法治疗疾病效果显著，这与割刺部位的选择也有一定的关系。古代割刺疗法多在手掌内侧面进行切口。后来经不断地发展，该法依据不同的疾病采用适当的割刺部位，并配以一定压痛或腧穴，所以现在有在四肢、背部、胸部各腧穴部位进行割刺的。

　　他简要介绍了人体常用的割刺部位及其适应证：耳后，适应证为颈部皮肤病，如顽癣。口腔颊侧，适应证为面神经麻痹。大椎，适应证为皮肤病，如顽癣。陶道，适应证为各种眼部疾患，如血管翳、角膜炎、角膜溃疡、青光眼、沙眼。长强，适应证为呼吸系统疾病，如哮喘；皮肤病，如顽癣。大杼，适应证为眼部疾患，如角膜血斑、角膜溃疡、青光眼、沙眼。风门，适应证为呼吸系统疾病，如哮喘；各种眼疾（同陶道）。肺俞，适应证为呼吸系统疾病，如喘息；各种眼疾，如角膜溃疡、角膜白斑、沙眼等。心俞，适应证为神经衰弱（男左女右）。肝俞，适应证为肝硬化腹水。脾俞，适应证为喘息、胃痉挛。胃俞，适应证为消化不良、胃痉挛、喘息。肾俞，适应证为神经衰弱、肝硬化、腹水。膏肓，适应证为消化系统疾病，如消化不良、痞满、嗳气吞酸。痞根，适应证为小儿痞块经久不愈。膻中部，适应证为支气管哮喘、胸痛。手掌部，适应证为支气管哮喘、胃溃疡、小儿营养不良、神经衰弱、慢性胃肠炎、胸部疼痛、咳嗽及不孕症。足三里，适应证为支气管哮喘、慢性胃炎、消化不良。鱼腹，适应证为黑热病、痞块、胃病等。涌泉，适应证为支气管哮喘。

杨医亚先生在《拔罐·割刺·救急方》中十分详细地介绍了 11 种常见疾病的割刺方法。如对支气管哮喘的割刺治疗，其指出：支气管哮喘是一种常见的慢性呼吸道疾病。中医学称其为喘息、气喘、喘咳、哮喘等。该病多反复发作，发作时有喘息性的呼吸困难，不发作时则完全没有症状。且该病的发作与气候关系极大，故患者每因气候变化而致神经紧张。

【病因】

某些异物刺激或身体的某些病灶所引起的过敏反应可诱发该病；有些人的发病原因，也可能与遗传有关。

【症状】

患者多半在夜间突然感到气闷、呼吸困难、肺部膨胀、喉头喘鸣、发出笛音及鼾声、颜面苍白或带青色。严重时，可出现手足冰冷、全身冷汗、脉象频数、间有咳嗽、咳出大量白痰。如无继发性感染，体温多不升高。每次发作持续的时间最短者数小时，最长者数日，也有一日数发，或数日一发者。

【治疗】

第一法：割刺部位为手掌部，即在手掌心外边，食指与中指之间处。操作方法：按外科无菌手术常规局部皮肤消毒及麻醉后，在患者手掌部，用手术刀切开一长 1.5cm，深 0.5cm 左右（根据患者皮肤肌肉厚薄而定）的切口。后用左手拇指及食指紧按伤口周围，将皮瓣分向两侧压紧，露出皮下脂肪；右手持小弯形刀将脂肪剪去（按患者体质强弱和脂肪多少割剪，以压紧不出为度）。同时应用手紧压伤口，使患者有麻木感觉为止。切口用纱布揉擦，擦去血迹，然后缝合 1 针，或不缝合直接撒上抗炎药，或在切口皮下注入 1：20000 单位青霉素 1mL，盖上 3~5 层消毒纱布块，最后用绷带包扎稍紧，以防出血。手术全程约 10 分钟。并嘱患者过 1~2 小时后，稍放松一下外层绑带，以防局部血液循环不良。

手掌部割刺法除治疗支气管哮喘外，对于神经衰弱、溃疡、慢性胃肠炎、不孕症、胸部疼痛、咳嗽等疾病都有一定的疗效。

第二法：割刺部位为膻中部。操作方法：按外科无菌手术常规局部皮肤消毒及麻醉后，在膻中穴附近，以找出的疼痛点为中心，用手术刀纵行切开，做一2cm长，深达骨膜（不要损伤骨膜组织）的切口，并以刀背较广泛地破坏皮下组织的纤维，然后缝合1针。于手术部位撒抗炎药，覆盖消毒纱布，缝合1针以作固定，5~7天后拆线。

如果第一次割刺效果很好，第二次割刺就以第一次割刺部位为中心做横切口，深浅、长短与第一次同。如果第一次割刺效果较差，可在膻中穴附近再仔细找一压痛点，如发现新的压痛点，就以该点为中心进行顺切口割刺。但是，在第二次效果不明显，又没有找到新的压痛点时，应在乳头连线与正中线交叉点稍高0.5~2cm处，顺切口再割刺1次。

本法在割刺前，应该详细地用指压方法寻取前胸压痛点。一般在临床上，70%的压痛点都在胸前正中线上，且高于膻中穴1~2cm，但也有低于膻中穴者。只有痛点正确，对于典型的支气管哮喘间歇性发作者，或嗜酸性细胞高于正常值5%以上者的疗效才会好。但本法对喘息伴有肺气肿、支气管扩张症、肺结核活动期、肝肾疾病、糖尿病、急性炎症等病，以及妊娠，则应禁用。

第三法：割刺部位为风门、肺俞（穴位割刺，采用两侧）。操作方法：先使患者俯卧于手术床上，在外科无菌手术常规局部消毒和麻醉后，用手术刀在穴位处切开，做一长1~2cm，深0.5cm左右（不可过深，透到肌肉层内即可）的切口。切开后剥离剪出少许纤维组织。术后于局部撒抗炎药，缝合1针，第七日拆线。

风门、肺俞两穴均为足太阳膀胱经腧穴。太阳经为一身之表，统荣卫，与肺有密切关系。肺司呼吸、主气，而卫则统于肌表。割刺背部，切除纤维，以泄其邪气，使肺病的邪气有所出路，从而达到治疗喘息的效果。但在割刺后，切口未愈合前，患者不宜参加劳动，应保持切口部的清洁，不要沾水，不要被污染，同时应禁烟、酒及辛辣食物，加强护理，争取早日康复。

第四法：割刺部位为涌泉（在足掌心前正中）。操作方法：先将患者双足掌侧按外科无菌手术常规局部皮肤消毒。麻醉后，用手术刀切开涌泉处皮肤，切口长 1～1.5cm，割出脂肪少许。术后切口局部撒抗炎药，缝合 1 针，盖上消毒纱布块，用绷带包扎。第七日拆线。穴位割刺，采用两侧。

杨医亚先生介绍的割刺疗法可操作性强、非常实用。他不仅为患者分忧，同时也为医生解难。杨医亚先生对治疗有效者该如何处理，治疗无效者该如何继续割刺都给予了详尽的说明及具体的指导。其讲究实效的风格与明代著名针灸专家杨继洲所著的《针灸大成》中的理论十分相近。若非有大量临床实践经验，断然不会如此。正是因为有了杨医亚先生的推介，割刺疗法才得以在临床中广泛应用，不断发展改进。

2002 年 9 月，天津科学技术出版社在杨医亚先生去世后出版了他的《民间针灸三百方》。该书介绍了大量针灸验方、秘方和常见病的针灸治疗，简单实用，影响深远。

五、小结

杨医亚先生的一生是锲而不舍、振兴中医的一生，是惠及学生、造福百姓的一生，是心地纯净、正直无邪的一生，是生活俭朴、从不奢求的一生，是仁心仁术、淡泊名利的一生，是励精图治、百折不挠的一生。他是中华医界一颗璀璨的明星，必将青史留名。

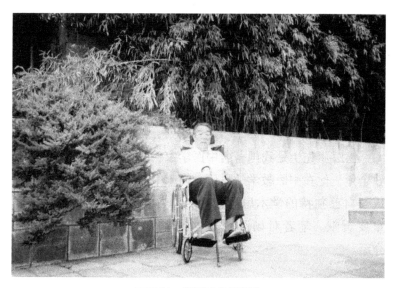

1997 年，杨医亚在紫竹院

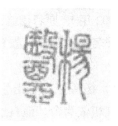

杨医亚先生的名章

杨医亚先生生平事迹及主要中医贡献概要

杨医亚先生是我国著名中医学家、教育家，一生业医，执教余年，他在中医教学、科研、临床中积累了丰富的经验，形成了自己独特的学术思想和观点，为中医事业的发展做出了重要贡献。笔者对杨医亚先生的生平及主要中医贡献进行介绍。

一、杨医亚先生生平事迹

杨医亚（1914—2002 年），原名杨益亚，曾用名杨鸿星，河南省温县人，是我国著名中医学家、教育家，中共党员，河北中医学院教授。

1914 年 8 月 14 日，杨医亚先生出生于一个贫农家庭，幼年时父亲早亡，与母亲相依为命。他自幼聪慧，勤奋好学，成绩优秀。1934 年，杨医亚先生以优异成绩考入由近代名医施今墨先生等人主办的北平华北国医学院。在华北国医学院求学期间，他学习刻苦，谦虚谨慎，尊师重教，门门功课皆为优等。1935 年，他加入由施今墨先生主办的《文医半月刊》，从事编辑工作。大学四年级时，杨医亚创立了中医社团组织国医砥柱社，并独自创办《国医砥柱》月刊，发表大量中医学相关文章，影响深远。1939 年，他创办了中国国医专科函授学校及中国针灸学术研究所函授部学习班，并撰写出版了大量书籍，培养了大量中医学人才。1943 年，其受聘于北京华北国医学院任教授。

1945 年，他创办发行《中国针灸学》季刊，推动针灸事业发展。1941—1948 年，他创办发行《验方集成》月刊，推广民间疗法。1947 年 12 月，杨医亚先生被中华民国全国中医师公会联合会任命为华北办事处主任。1948 年 1 月，其被中央国医馆馆长焦易堂任命为北平市分馆馆长、董事会董事。1948 年 2 月，其被聘为私立南通中医专科学校校董；3 月被聘为江苏省中医师公会及宁夏省中宁县医师公会顾问。1949 年，他被聘为北京华北国医学院院长。中华人民共和国成立后，受卫生部委派，杨医亚来到河北石家庄，开展中医培训工作，并负责《河北卫生》编审工作。1952 年，任保定中医进修班班主任。1954 年，其被调至石家庄筹建河北省中医进修学校，主持教务工作并任教。1957 年，其因历史原因，遭受了不公正待遇。1958 年，杨医亚又被调至河北中医学院任教；1959 年，被调至河北中医研究院任编辑；1965 年，被调至天津中医学院任教。1969 年，天津中医学院迁至石家庄，与河北医学院合并，更名为河北新医大学，杨医亚先生在该校中医系任教。1979 年，其任河北新医大学科研处副处长，并晋升为中医教授。1984 年 1 月，他被调至经教育部批准恢复建制的河北中医学院，任中医基础教研室主任、教授，直至 1988 年退休。1990 年，他被遴选为全国及河北省首批老中医药专家。2002 年 3 月，杨医亚先生在北京遭遇车祸，不幸辞世，享年 88 岁。

二、杨医亚先生对中医事业的主要贡献

杨医亚先生业医、执教 60 余年，为中医事业担当大任、无怨无悔，为岐黄医术鞠躬尽瘁、建功立业。他在中医教学、科研和临床工作中的重要贡献，对中医学的发展起到了承前启后的作用。

（一）成立学术团体，发行学术杂志

为弘扬中医学，杨医亚先生于 1935 年在华北国医学院就读时，即加入由施今墨先生主办的《文医半月刊》，从事编辑工作。此刊除探讨医论、临床治验外，还载文抨击时弊，每期在全国的发行量达 4000 余份，深受医界同仁的欢迎。

在华北国医学院及北平广大中医药工作者、爱好者的支持下，杨医亚先生广泛联络北平乃至全国的知名中医药学者，并在 1936 年率先成立了中医学术团体组织——国医砥柱社，并建立了由名医名士组成的国医砥柱总社董事会。在杨医亚先生和其他核心组织者的领导下，国医砥柱社逐步在海内外设立了几百个分社，并于 1939 年在日本成立了总分社。1946 年，该社已成为北平地区拥有社员最多、建立分社机构最多的中医学术团体。国医砥柱社的成立与发展，极大促进了北平中医药界，乃至全国中医药界人士的团结和交流。

杨医亚先生在国医砥柱社的基础上，独自创办《国医砥柱》月刊。在一无资金、二无稿源、条件艰苦、困难重重的情况下，他充分利用在《文医半月刊》当编辑时建立的人脉关系四处拜访联络，并聘请当时全国诸多名医、名人作为《国医砥柱》月刊的顾问，并为其撰写稿件。为保证杂志质量，杨医亚先生特聘朱壶山、丁福保、时逸人、曹颖甫、叶橘泉、钱今阳等 176 位名家作为撰述主任。各地分社社员也积极撰稿。《国医砥柱》月刊编辑队伍、撰稿人员集华夏精英，汇四海灵秀，几乎囊括国内所有著名的中医药专家和爱好中医的知名人士。其是民国时期北平地区拥有顾问、撰稿人员最多的杂志，也是民国时期北平地区所述内容最丰富的中医药杂志，得到了全国中医药界人士的广泛认同和支持。《国医砥柱》月刊一经问世便受到广泛赞扬，且迅速畅销全国，甚至远销国外，鼎盛时

期每期发行量高达 4 万余份。《国医砥柱》月刊是民国时期北平地区发行时间最长、影响力最大的中医药杂志，对中医学的发展起到重要推动作用。杨医亚先生也因此享誉全国乃至世界。

（二）忠诚中医教育，因材施教

杨医亚先生一贯主张普及中医教育、传播中医基础知识，并以此发展中医事业，培养中医人才。杨医亚先生于 1939 年在北京创办了中国国医专科函授学校，并聘请董事，建立董事会。杨医亚先生为校长，其在中国北京、中国上海及日本东京等地的国医砥柱社设立报名处，同时聘请当时的中医名家授课。由于杨医亚先生办学有方，精心安排函授课程，认真编写讲义，所以大大提高了教学质量。杨医亚先生在 1939 年还开办了中国针灸学研究所针灸函授班，培养造就了一批针灸人才。中国国医专科函授学校和中国针灸学研究所针灸函授班虽曾因抗日战争暂停招生，但于 1946 年 7 月，时局稳定后即恢复招生。两校前后共招收学员 2000 余名，把函授教育推向一个崭新的阶段。杨医亚先生也因此赢得了中医界人士的广泛赞赏，在国内影响甚大。

1943 年，杨医亚先生被施今墨先生聘为北平华北国医学院教授。他在讲授《伤寒论》时，大胆应用通俗易懂的语言，打破原文编序，将同类证候重新综合归纳，使重点突出。学生反响良好，课堂效果极佳。1949 年，杨医亚先生又被聘为华北国医学院院长。他不仅亲临讲台执教，还诚聘全国各地著名中医任兼职教授，圆满完成教学工作。

1952 年，杨医亚先生被河北省卫生厅调至保定中医进修班任班主任一职，负责教学工作，主要讲授伤寒、中药、针灸等课程，深受学员喜欢。1954 年，其奉命到石家庄筹建河北省中医进修学校，主要负责教务工作。杨医亚先生根据学员已有多年中医临床经验的具体情况，安排以中医基础理论课程为主，兼学西医基础课程及临床各科课程。其还利用课余时间组织临床病例讨论，在提高辨证论治能力的同时，使学生能够学以致用。

杨医亚先生于 1958 年被调至河北中医学院任教。1965 年，杨医亚先生被调至天津中医学院。1966 年，卫生部在河北昌黎县举办"半农半医"学习班，杨医亚先生出任主讲。他根据学员文化程度不一、临床经验参差不齐的状况，结合自己以往办函授教育的经验，亲自编写《针灸》《中医诊疗概要》两本适用教材。课堂教学时，他言简意赅、深入浅出，并把部分时间留给学员，组织提问，开展讨论，将理论与实践相结合。他的教学方式得到学员的普遍认可。课后，其对学员的求教悉心解答，保质保量地培养了一大批农村医生。

在河北新医大学工作期间，杨医亚先生带领中医系 65 班学生深入栾城农村，在极端艰苦的环境中开展实践教学和巡回医疗工作。

1984 年，杨医亚先生已是古稀之年。他不辞辛劳，担任河北中医学院中医基础教研室主任、教授。课堂教学工作虽已大大减少，但他仍旧关注青年教师的培养。

杨医亚先生从 1939 年兴办函授教育开始，至 1988 年退休，从事中医教育工作近 50 年，为中医事业培养了大批栋梁之材，正可谓"杏林结硕果，桃李满天下"。

（三）勤奋著书立说，编译日著，促进交流

杨医亚先生为配合教学工作编写了大量教学用书，主要包括函授教材、"半农半医"培训教材、工农兵学员教材、中医自学教材、晋升考试辅导教材等，所编教材系统性强、内容充实

完整、理论联系实际、知识循序渐进、便于学习掌握。其为中医教材编写工作做出巨大贡献。

杨医亚先生自己编写，或和同仁合作，或由他主编、修订、整理出版的中医书籍包括《中医诊疗概要》《新药·中药·针灸临床各科综合治疗学》《简明中医学》《新编伤寒论》《中医热性病学》《近世针灸医学全书》《中医入门针灸》《中国医学百科全书·方剂学》《中医学》《中医大辞典·方剂分册》《中医学问答》《中医自学丛书》等 50 余部，约计 1540 万字。其撰写和编译的主要针灸学著作有《杨医亚针灸学》《配穴概论》《针灸秘开》《针灸处方集》《最新针灸治疗医典》《近世针灸医学全书》《针灸》《民间针灸三百方》《针灸金方》《袖珍针灸经穴便览》《针灸治疗学纲要》《耳针疗法》等 20 余部。其中，《针灸秘开》《针灸处方集》《最新针灸治疗医典》《针灸治疗学纲要》为杨医亚先生编译的日本针灸学著作。这促进了中外针灸学的交流。杨医亚先生以编写教材多、编写针灸书籍多、编写临床通俗读物多、整理古籍多、编译日著多著称，是一位高产作家。

三、结语

由于杨医亚先生早年在华北国医学院学习期间接受的是中西医全面教育，受到中西医汇通氛围的熏陶，耳濡目染施今墨先生中西医汇通的理念，故在他之后的工作中始终主张中西汇通，坚持中医科学化，为中西医汇通事业做了重要贡献。杨医亚先生的一生始终为中医针灸学术的发展和人才的培养而努力。他业医、执教多年，逐渐形成了自身独特的中医学术思想和观点，为后人留下了宝贵的学术遗产。

附录

附录1 杨医亚生平大事年表

时间	重大记事
1914 年 8 月 14 日	出生于河南温县
1934 年	考入由近代名医施今墨先生等人主办的北平华北国医学院
1935 年	加入由施今墨先生主办的《文医半月刊》，从事编辑工作
1936 年 11 月 16 日	在北京成立国医砥柱社
1937 年 1 月	创办《国医砥柱》月刊，此后陆续发行 11 年，共 7 卷 74 期
1937 年 7 月	编写《中国灸科学》第 1 版，至 1952 年 11 月曾 6 次修订出版
1937 年 10 月	编写《配穴概论》第 1 版
1937 年 11 月	编写《近世针灸医学全书：实用针灸治疗学》第 1 版，至 1952 年 7 月曾 6 次修订出版
1938 年 2 月	编写《袖珍针灸经穴便览》第 1 版，至 1952 年 11 月曾 6 次修订出版
1938 年夏	于北平华北国医学院毕业，并在北京开办国医砥柱社附属诊所和杨医亚诊所
1938 年 7 月	编写《针科学讲义》（后更名为《中国针科学》）第 1 版，至 1952 年 7 月曾 6 次修订出版
1938 年 10 月	编译日本·摄都管周桂所著《针灸治疗学纲要》，至 1951 年 10 月曾 4 次修订出版
1939 年	在北京创办中国国医专科函授学校、中国针灸学术研究所函授部学习班
1940 年	编写出版《中国药物讲义》《幼科秘诀》

续表

时间	重大记事
1940 年 11 月 12 日	与李竹溪女士结婚，定居北京，其后共养育五女二子
1941 年	创办发行《验方集成》月刊，此后陆续发行 9 期，1946 年复刊，复刊后共发行 1 卷 10 期
1943 年	受聘于北平华北国医学院，任教授
1945 年 1 月	创办发行《中国针灸学》季刊，此后陆续发行 3 年，共 5 期
1947 年	绘制出版《百二十孔穴灸治挂图》；编写出版《近世针灸医学全书：针灸经穴学》，1951 年 3 月再次编写出版该书增订版
1948 年 10 月	编译出版日本·玉森贞助所著《针灸秘开》，1952 年 4 月再版；1953 年 11 月上海千顷堂书局重排 1 版出版；1956 年 8 月上海卫生出版社新 1 版出版；1958 年 12 月科技卫生出版社新 1 版出版，1959 年 2 月新 1 版第 2 次印刷
1948 年 12 月	《国医砥柱》月刊停刊
1949 年 2 月	被聘为北平华北国医学院院长
1951 年	担任公职，受卫生部委派，到石家庄帮助河北省卫生厅开展中医培训工作，并担任《河北卫生》编审
1952 年	任保定中医进修班班主任
1953 年 11 月	编译出版日本·柳谷素灵所著《最新针灸治疗医典》
1954 年	调至石家庄筹建河北省中医进修学校，主持教务工作并任教
1954 年 5 月	编译出版《针灸处方集》新 1 版，至 1956 年 4 月上海千顷堂书局曾 5 次印刷；1958 年 12 月上海科学技术出版社新 1 版出版，至 1959 年 4 月曾 4 次印刷。编写出版《新药·中药·针灸临床各科综合治疗学前编》第 1 版，至 1956 年 1 月曾 13 次印刷
1955 年 5 月	编写出版《新药·中药·针灸临床各科综合治疗学后编》第 1 版

时间	重大记事
1955 年 6 月	编写出版《新药·中药·针灸临床各科综合治疗学合订本》第 1 版（上海千顷堂书局出版）；1956 年 5 月上海卫生出版社出版新 1 版
1957 年	因历史原因，受到不公正待遇
1958 年	调至河北中医学院任教；编写出版《新编伤寒论》第 1 版
1959 年	调至河北中医研究院任编辑
1959 年 11 月	编写出版《民间灵验便方　第二集（针灸）》第 1 版
1965 年	调至天津中医学院任教；编写出版半农半医中医培训教材《针灸》第 1 版
1965 年 3 月	编写出版《民间灵验便方　第三集（外治法）》第 1 版
1966 年	被天津中医学院委派至河北昌黎县举办的"半农半医"学习班，任主讲；编写出版《民间灵验便方　第四集》第 1 版；编写出版半农半医中医培训教材《中医诊疗概要》第 1 版
1969 年	在河北新医大学中医系任教
1971 年 10 月	主持编写出版《简明中医学》第 1 版，至 1975 年 3 月曾 4 次印刷
1974 年 8 月	编写出版《中国针灸学讲义》
1975 年 4 月	编写出版《中医入门丛书·针灸》第 1 版，1988 年 12 月修订出版第 2 版
1975 年 12 月	接受卫生部下达的任务，担任《中医大辞典》编委会委员、《中国医学百科全书·方剂学》主编
1976 年 3 月	编写出版《中医医案 80 例》第 1 版
1977 年	代表河北新医大学出席河北省科学技术先进代表大会；担任《简明中医辞典·试用本》编委

时间	重大记事
1979 年	任河北新医大学科研处副处长，晋升中医教授职称；参与编写出版《简明中医辞典·试用本》第 1 版
1980 年	向河北新医大学党组织递交入党申请书
1980 年 1 月	编写出版高等医药院校教材《中医学·上册》第 1 版
1980 年 7 月	编写出版高等医药院校教材《中医学·下册》第 1 版
1981 年	夫人李竹溪女士退休来到石家庄，夫妻团聚，结束了分居两地的生活；编写出版《附子的研究》
1983 年	加入中国共产党
1983 年 5 月	主持编写出版《中医大辞典·方剂分册》第 1 版；组织成立《中医自学丛书》编委会，并主持编写工作
1983 年 11 月	编写出版高等医药院校教材《中医学》第 2 版
1984 年 1 月	调至恢复建制的河北中医学院任中医基础教研室主任
1984 年 9 月	主持编写出版《中医自修读本》第 1 版，至 1989 年 11 月各分册陆续出版完成；主持编写出版《中医自学丛书》第 1 版，至 1989 年 5 月各分册陆续出版完成
1985 年 2 月	编写出版《中医学问答·上册》第 1 版
1985 年 8 月	校点出版《医学衷中参西录·校点本》第 1 版，至 1997 年 8 月曾 7 次印刷
1985 年 9 月	编写出版《中医学问答·下册》第 1 版
1987 年	作为中国针灸学代表参加世界针灸学会联合会第一届针灸学术大会，并做重要学术报告
1988 年	退休
1988 年 3 月	编写出版《针灸金方》第 1 版
1988 年 5 月	主持编写出版《中国医学百科全书·方剂学》第 1 版
1988 年 7 月	编写出版《中医自学晋升考试必读·基础诊断分册》第 1 版

时间	重大记事
1988 年 12 月	编写出版《中医自学晋升考试必读·中药方剂分册》第 1 版
1989 年 9 月	编写出版《家用中医灵验便方》第 1 版
1990 年	被国家人事部、卫生部、中医药管理局遴选为全国及河北省首批老中医药专家
1990 年 11 月 12 日	与夫人李竹溪结婚 50 周年金婚纪念
1997 年 9 月	编写出版《拔罐·割刺·救急方》第 1 版
1998 年 10 月	编写出版《杨医亚针灸学》第 1 版
2000 年 11 月 12 日	与夫人李竹溪结婚 60 周年钻石婚纪念
2002 年 3 月	在北京遭遇车祸不幸辞世
2002 年 9 月	出版《民间针灸三百方》第 1 版，至 2004 年 4 月曾 3 次印刷

附录2　杨医亚针灸书籍概览

序号	著作及文献名称	作者及著作方式	出版单位	出版时间	版本	备注
1	《中国灸科学》	杨医亚编著	杨医亚医师诊所	1937年7月	第1版	未见
				1952年11月	第6版	
			北平中国针灸学社	1946年12月	第3版	
2	《近世针灸医学全书：实用针灸治疗学》	杨医亚编著	杨医亚医师诊所	1937年11月	第1版	未见
				1952年7月	第6版	
			国医砥柱月刊社	1948年10月	第5版	
3	《近世针灸医学全书：（配穴概论）（孔穴学）》	杨医亚编著	国医砥柱月刊社	1937年10月	第1版	未见
				1947年10月	第4版	
4	《袖珍针灸经穴便览》	杨医亚编著	杨医亚医师诊所	1938年2月	第1版	未见
				1940年1月	第2版	未见
				1942年9月	第3版	未见
				1947年2月	第4版	未见
				1951年6月	第5版	
				1952年11月	第6版	
5	《中国针科学》（原名《针科学讲义》）	杨医亚编著	国医砥柱总社	1938年7月	第1版	未见
				1946年9月	第3版	
			杨医亚医师诊所	1952年7月	第6版	

序号	著作及文献名称	作者及著作方式	出版单位	出版时间	版本	备注
6	《针灸治疗学纲要》	日本·摄都管周桂著；杨医亚编译	杨医亚医师诊所	1938年10月	第1版	未见
				1951年10月	第4版	
7	《百二十孔穴灸治挂图》	杨医亚绘制	国医砥柱月刊社	1947年		
8	《近世针灸医学全书：针灸经穴学》	杨医亚编述	国医砥柱月刊社	1947年	第1版	未见
			杨医亚医师诊所	1951年3月	增订版	
9	《针灸秘开》	日本·玉森贞助著；杨医亚编译	国医砥柱月刊社	1948年10月	第1版	
				1952年4月	第2版	
			上海千顷堂书局	1953年11月	重排1版第1次印刷	
				1954年12月	重排1版第2次印刷	未见
				1955年5月	重排1版第3次印刷	
				1956年1月	重排1版第4次印刷	
			上海卫生出版社	1956年8月	新1版第1次印刷	
				1957年	新1版第2次印刷	
			科技卫生出版社	1958年12月	新1版第1次印刷	未见
				1959年2月	新1版第2次印刷	
			上海科学技术出版社	1959年	新1版第3次印刷	

续表

序号	著作及文献名称	作者及著作方式	出版单位	出版时间	版本	备注
10	《最新针灸治疗医典》	日本·柳谷素灵著；杨医亚编译	上海千顷堂书局	1953 年 11 月	第 1 版	
11	《新针灸方集》	杨医亚编著	上海大东印刷厂	1954 年	不详	未见
12	《近世针灸医学全书》	杨医亚编著	上海千顷堂书局	1954 年 2 月	第 1 版第 1 次印刷	未见
				1955 年 2 月	第 1 版第 3 次印刷	未见
				1955 年 6 月	第 1 版第 4 次印刷	
13	《针灸处方集》	杨医亚编译	国医砥柱月刊社	1949 年 3 月	第 1 版	
			中国针灸学季刊社	1951 年 5 月	第 2 版	
			杨医亚医师诊所	1952 年 12 月	第 3 版	
			上海千顷堂书局	1954 年 5 月	新 1 版第 1 次印刷	未见
				1955 年 6 月	新 1 版第 3 次印刷	未见
				1955 年 9 月	新 1 版第 4 次印刷	
				1956 年 4 月	新 1 版第 5 次印刷	未见
			上海卫生出版社	1956 年 8 月	新 1 版第 1 次印刷	

序号	著作及文献名称	作者及著作方式	出版单位	出版时间	版本	备注
13	《针灸处方集》	杨医亚编译	上海科学技术出版社	1958 年 12 月	新 1 版第 1 次印刷	
				1959 年 3 月	新 1 版第 3 次印刷	未见
				1959 年 4 月	新 1 版第 4 次印刷	未见
			宏业书局	1973 年 5 月	不详	
14	《新药·中药·针灸临床各科综合治疗学前编》	杨医亚编著	上海千顷堂书局	1954 年 5 月	第 1 版第 1 次印刷	未见
				1955 年 7 月	第 1 版第 11 次印刷	
				1956 年 1 月	第 1 版第 13 次印刷	未见
15	《新药·中药·针灸临床各科综合治疗学后编》	杨医亚编著	上海千顷堂书局	1955 年 5 月	第 1 版第 1 次印刷	
				1955 年 6 月	第 1 版第 2 次印刷	未见
				1955 年 8 月	第 1 版第 3 次印刷	
				1955 年 11 月	第 1 版第 4 次印刷	未见
16	《精绘针灸经穴挂图》	杨医亚绘制	国医砥柱总社	20 世纪 40 年代	第 1 版第 1 次印刷	未见
				20 世纪 40 年代	第 1 版第 2 次印刷	未见
			上海千顷堂书局	1954 年	第 2 版第 1 次印刷	
				1955 年 4 月	第 2 版第 2 次印刷	未见

续表

序号	著作及文献名称	作者及著作方式	出版单位	出版时间	版本	备注
17	《新药·中药·针灸临床各科综合治疗学合订本》	杨医亚编著	上海千顷堂书局	1955 年 6 月	第 1 版第 1 次印刷	
				1956 年 1 月	第 1 版第 3 次印刷	未见
			上海卫生出版社	1956 年 5 月	新 1 版第 1 次印刷	未见
				1956 年 8 月	新 1 版第 2 次印刷	
			文光图书有限公司	1976 年 5 月	再版	
				1982 年 4 月	再版	
18	中等中医函授系列教材《针灸学》	杨医亚主编	河北省中医函授学校	不详	不详	
19	《民间灵验便方第二集（针灸）》	杨医亚主编	河北人民出版社	1959 年 11 月	第 1 版	
20	《耳针疗法》	河北省中医研究院编著	河北人民出版社	1959 年 12 月	第 1 版	
21	《针灸医学全书》	杨医亚编著	宏业书局	1974 年 6 月	第 1 版	
22	《新编针灸医学全书》	杨医亚编著	文丰出版社	不详	不详	
23	半农半医中医培训教材《针灸》	河北卫生厅编	人民卫生出版社	1965 年 12 月	第 1 版	

序号	著作及文献名称	作者及著作方式	出版单位	出版时间	版本	备注
24	《针灸中药西药百病疗法》	杨医亚著	宏业书局	1969 年 10 月	不详	
				1982 年 9 月	不详	
25	《中国针灸学讲义》	杨医亚编著	五洲出版社	1974 年 8 月	不详	
26	《赤脚医生和初学中医人员参考丛书·针灸》	河北新医大学编	人民卫生出版社	1975 年 4 月	第 1 版	
27	《中医入门丛书·针灸》	杨医亚编著	人民卫生出版社	1975 年 4 月	第 1 版	未见
				1988 年 12 月	第 2 版	
28	《中医自修读本·针灸》	杨医亚主编	河北科学技术出版社	1987 年 9 月	第 1 版第 1 次印刷	未见
				1994 年 6 月	第 1 版第 3 次印刷	未见
				1996 年 1 月	第 1 版第 4 次印刷	
29	《中医自学丛书·针灸》	杨医亚主编	河北科学技术出版社	1987 年 9 月	第 1 版第 1 次印刷	
30	《针灸金方》	杨医亚选编	河北科学技术出版社	1988 年 3 月	第 1 版第 1 次印刷	
				1994 年 5 月	第 1 版第 3 次印刷	
31	《拔罐·割刺·救急方》	杨医亚编	天津科学技术出版社	1997 年 9 月	第 1 版第 1 次印刷	

续表

序号	著作及文献名称	作者及著作方式	出版单位	出版时间	版本	备注
32	《杨医亚针灸学》	杨医亚原著	中国医药科技出版社	1998 年 10 月	第 1 版第 1 次印刷	
33	《民间针灸三百方》	杨医亚编著	天津科学技术出版社	2002 年 9 月	第 1 版第 1 次印刷	未见
				2004 年 4 月	第 1 版第 3 次印刷	

杨医亚针灸书籍（现存）封面概览如下：

1.《中国灸科学》

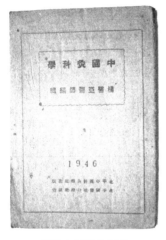 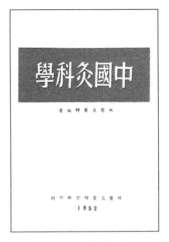

<table>
<tr><td>北平中国针灸学社
1946 年第 3 版</td><td>杨医亚医师诊所
1952 年第 6 版</td></tr>
</table>

2.《近世针灸医学全书：实用针灸治疗学》

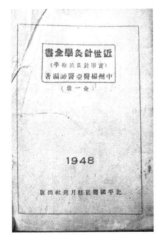 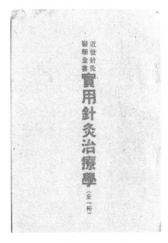

<table>
<tr><td>国医砥柱月刊社
1948 年第 5 版</td><td>杨医亚医师诊所
1952 年第 6 版</td></tr>
</table>

3.《近世针灸医学全书：（配穴概论）（孔穴学）》

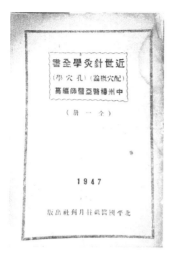
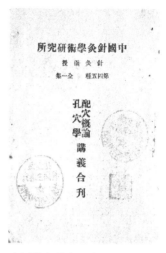

国医砥柱月刊社
1947 年第 4 版

中国针灸学术研究所函授教材
时间未知

4.《袖珍针灸经穴便览》

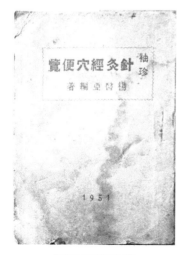
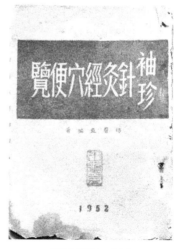

杨医亚医师诊所
1951 年第 5 版

杨医亚医师诊所
1952 年第 6 版

5.《中国针科学》(原名《针科学讲义》)

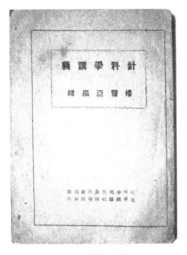

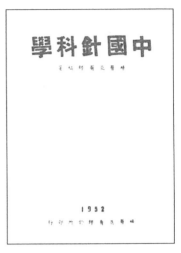

国医砥柱总社
1946 年第 3 版

杨医亚医师诊所
1952 年第 6 版

6.《针灸治疗学纲要》

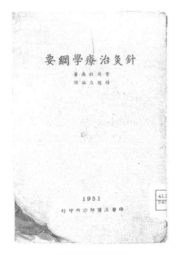

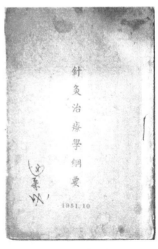

杨医亚医师诊所
1951 年第 4 版

1951 年第 4 版
另一版本

7.《百二十孔穴灸治挂图》

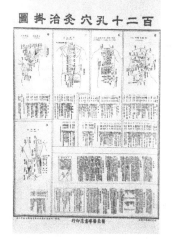

国医砥柱月刊社
1947 年绘制

8.《近世针灸医学全书：针灸经穴学》

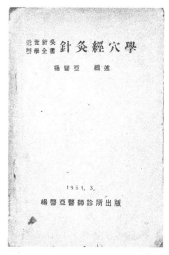

杨医亚医师诊所
1951 年增订版

9.《针灸秘开》

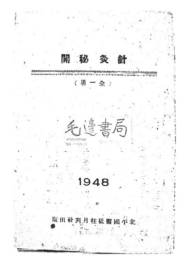

国医砥柱月刊社
1948 年第 1 版

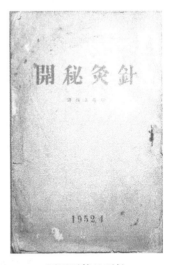

国医砥柱月刊社
1952 年第 2 版

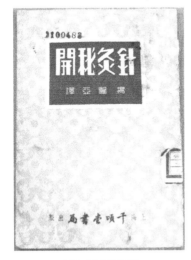

上海千顷堂书局
1953 年 11 月重排 1 版 1 印

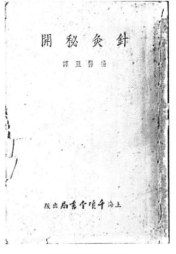

上海千顷堂书局
1955 年重排 1 版 3 印（封面脱）

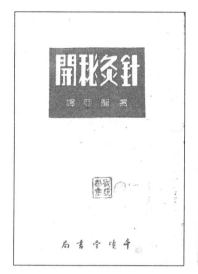

上海千顷堂书局
1956 年重排 1 版 4 印

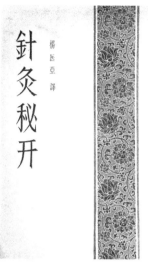

上海卫生出版社
1956 年新 1 版 1 印

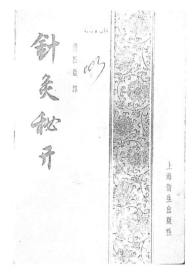

上海卫生出版社
1957 年新 1 版 2 印

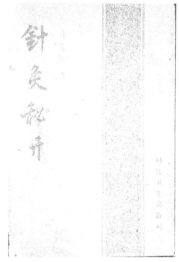

科技卫生出版社
1959 年新 1 版 2 印

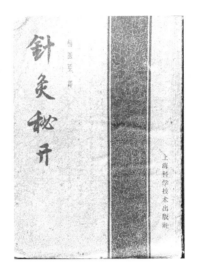

上海科学技术出版社
1959 年新 1 版 3 印

10.《最新针灸治疗医典》

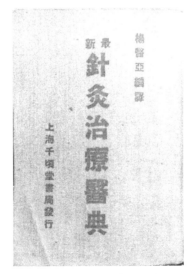

上海千顷堂书局
1953 年第 1 版

11.《新针灸方集》

《中医图书联合目录》中收录了此书，图书馆代号 664，为南京中医学院图书馆，但未查得此书。

5170 新針灸方集   1954
楊医亚編 〔中州〕
上海大东印刷厂印本 664

12.《近世针灸医学全书》

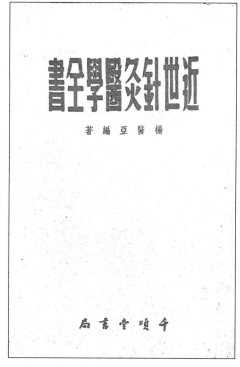

上海千顷堂书局
1955 年第 1 版 4 印

13.《针灸处方集》

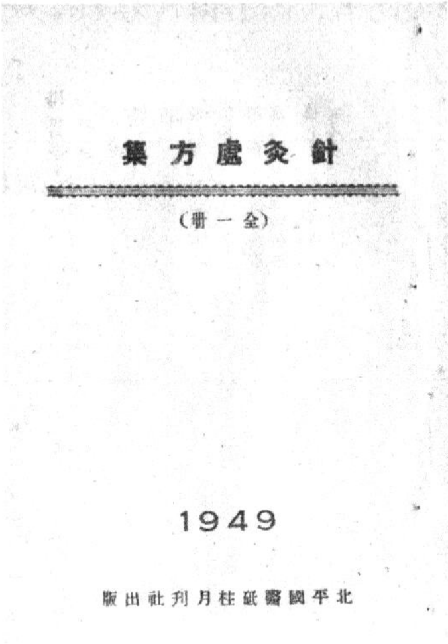

国医砥柱月刊社
1949 年第 1 版

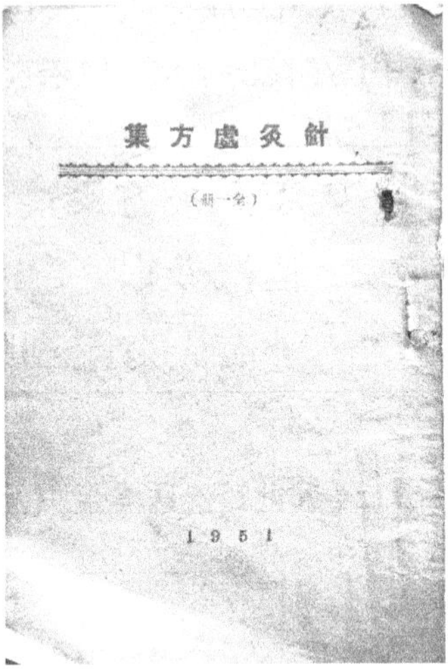

中国针灸学季刊社
1951 年第 2 版

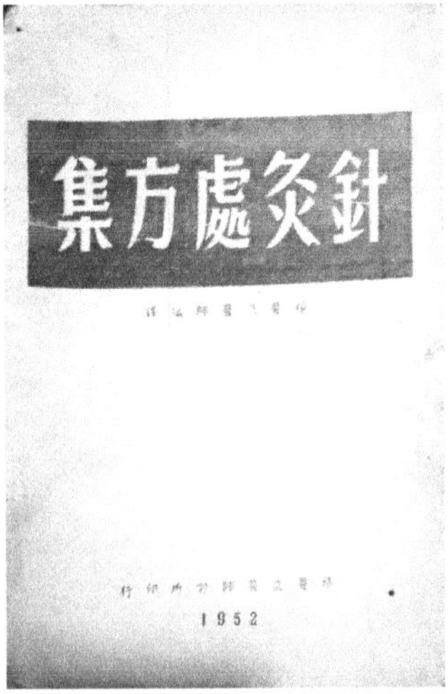

杨医亚医师诊所
1952 年第 3 版

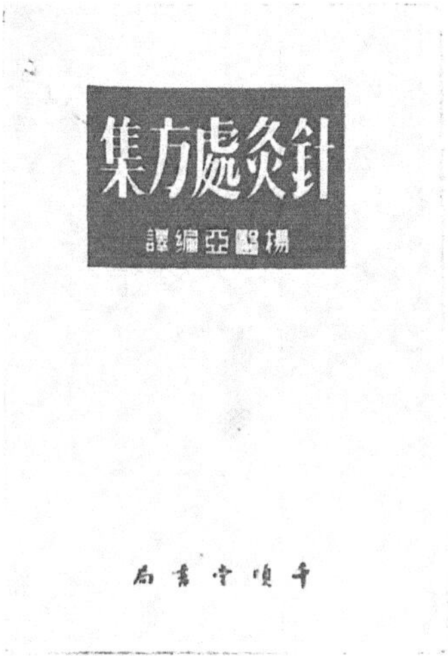

上海千顷堂书局
1955 年新 1 版 4 印

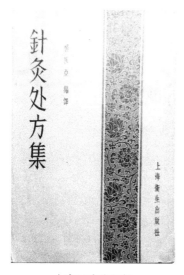

上海卫生出版社
1956 年新 1 版 1 印

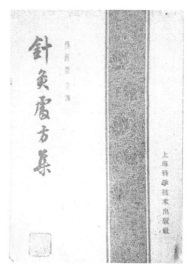

上海科学技术出版社
1958 年新 1 版 1 印

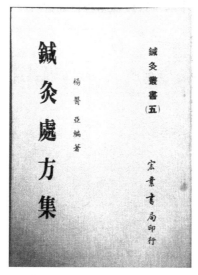

宏业书局
1973 年版

14.《新药·中药·针灸临床各科综合治疗学前编》

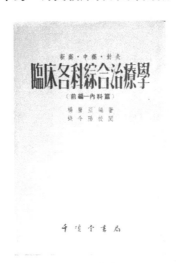

上海千顷堂书局
1955 年第 1 版 11 印

15.《新药·中药·针灸临床各科综合治疗学后编》

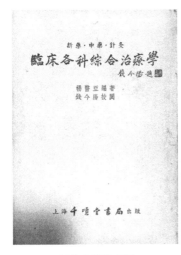 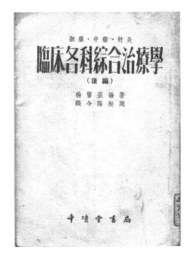

上海千顷堂书局　　　　　　上海千顷堂书局
1955 年第 1 版 1 印　　　　　1955 年第 1 版 3 印

16.《精绘针灸经穴挂图》

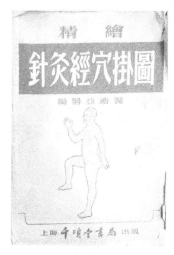

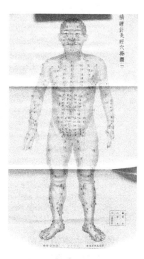

上海千顷堂书局
1955 年第 2 版

《精绘针灸经穴挂图》
内页（复印件）

17.《新药·中药·针灸临床各科综合治疗学合订本》

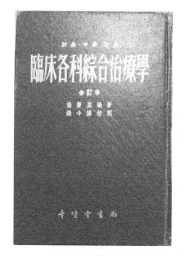

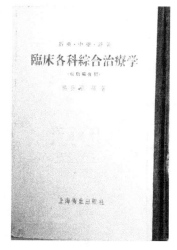

上海千顷堂书局
1955 年第 1 版 1 印

上海卫生出版社
1956 年新 1 版 2 印

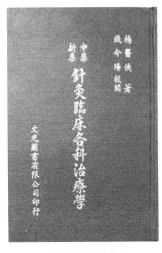 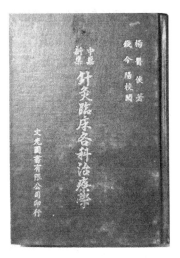

文光图书有限公司
1976年再版

文光图书有限公司
1982年再版

18. 中等中医函授系列教材《针灸学》

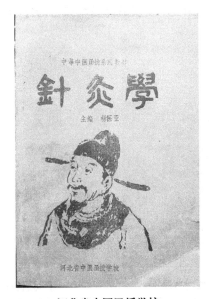

河北省中医函授学校

19.《民间灵验便方 第二集（针灸）》

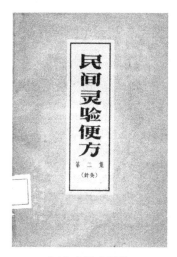

河北人民出版社
1959 年第 1 版

20.《耳针疗法》

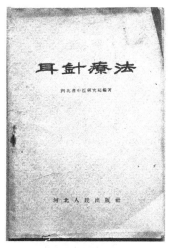

河北人民出版社
1959 年第 1 版

21.《针灸医学全书》

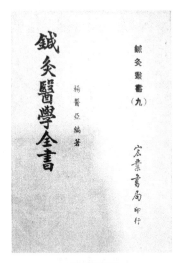

宏业书局
1974 年第 1 版

22.《新编针灸医学全书》

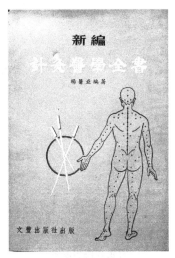

文丰出版社

23. 半农半医中医培训教材《针灸》

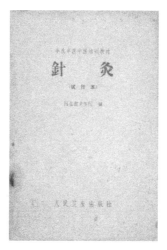

人民卫生出版社
1965 年第 1 版

24.《针灸中药西药百病疗法》

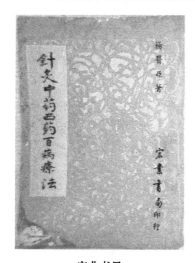

宏业书局
1969 年版

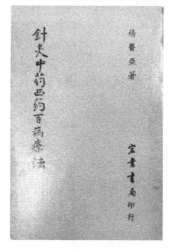

宏业书局
1982 年版

25.《中国针灸学讲义》

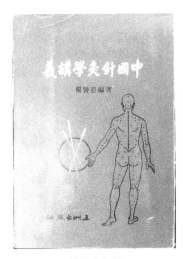

五洲出版社
1974 年版

26.《赤脚医生和初学中医人员参考丛书·针灸》

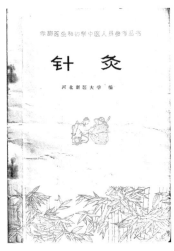

人民卫生出版社
1975 年第 1 版

27.《中医入门丛书·针灸》

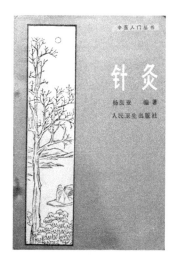

人民卫生出版社
1988 年第 2 版

28.《中医自修读本·针灸》

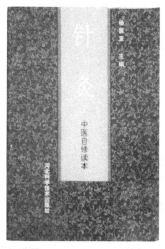

河北科学技术出版社
1996 年第 1 版 4 印

29.《中医自学丛书·针灸》

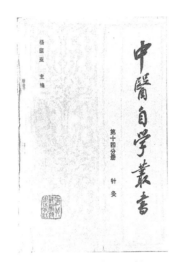

河北科学技术出版社
1987 年第 1 版 1 印

30.《针灸金方》

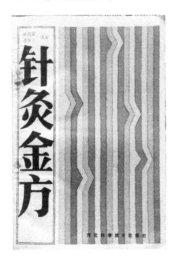

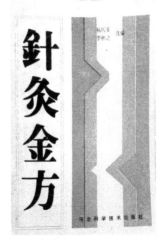

河北科学技术出版社　　　　河北科学技术出版社
1988 年第 1 版 1 印　　　　1994 年第 1 版 3 印

31.《拔罐·割刺·救急方》

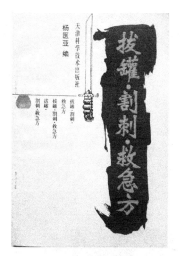

天津科学技术出版社
1997 年第 1 版 1 印

32.《杨医亚针灸学》

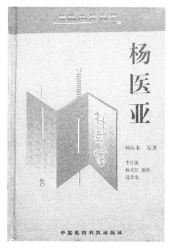

中国医药科技出版社
1998 年第 1 版 1 印

33.《民间针灸三百方》

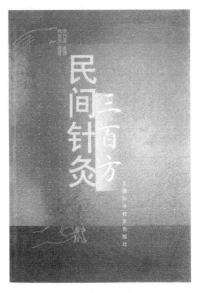

天津科学技术出版社
2004 年第 1 版 3 印

参考文献

［1］谢阳谷.百年北京中医［M］.北京：化学工业出版社，2007.

［2］张镜源.中华中医昆仑［M］.北京：中国中医药出版社，2012.

［3］张镜源.杨医亚学术评传（大字版）［M］.北京：中国盲文出版社，2015.

［4］承淡安，梁慕周，谭志光，等.民国名家针灸讲稿［M］.杨克卫，校注.北京：学苑出版社，2017.

［5］杨医亚.新国医针灸讲义六种［M］.杨克卫，校注.北京：学苑出版社，2016.

［6］王琴，朱建平.当代名老中医风采［M］.北京：中医古籍出版社，1999.

［7］杨新建.河北中医五千年［M］.北京：中国中医药出版社，2010.

［8］郭霭春.中国针灸荟萃　第二分册　现存针灸医籍［M］.长沙：湖南科学技术出版社，1985.

［9］《中国普通高等学校教授人名录》编写组.中国普通高等学校教授人名录［M］.北京：高等教育出版社，1988.

［10］潘秋平，刘理想.话说国医　北京卷［M］.郑州：河南科学技术出版社，2017.

［11］贾成祥，徐江雁.话说国医　河南卷［M］.郑州：河南科学技术出版社，2017.

［12］许睢宁，董泽宏，贾绍燕.民国时期北平中医药

[M].北京：华文出版社，2016.

[13] 杨金生，王莹莹.中医针灸传承集粹[M].北京：中国中医药出版社，2015.

[14] 王德深.中国针灸文献提要[M].北京：人民卫生出版社，1996.

[15] 徐延香，张学勤.河北医学两千年[M].太原：山西科学技术出版社，1992.

[16] 赵荣伦.河北医学院院志[M].石家庄：河北科学技术出版社，1995.

[17] 张伯礼，朱建平.百年中医史[M].上海：上海科学技术出版社，2016.

[18] 文清亮.杨医亚教授对针灸学的贡献[D].石家庄：河北医科大学，2010.

[19] 段逸山.中国近代中医药期刊汇编：第五辑[M].上海：上海辞书出版社，2012.

[20] 梅子英，林洪翥.振兴中医　终生不渝——杨医亚教授对中医事业的杰出贡献[J].河北中医，1985，7（6）：43-46.

[21] 马继兴.针灸学通史[M].长沙：湖南科学技术出版社，2011.

[22] 张永臣，贾红玲.齐鲁针灸医籍集成.现代.Ⅲ[M].北京：科学出版社，2016.

[23] 马继兴.马继兴医学文集[M].北京：中医古籍出版社，2009.

[24] 文庠.南京政府时期中医政策法规述评[J].南京社会科学，2005（4）：45-51.

[25] 许文博，赵成杰.中国当代医学家荟萃　第4卷[M].长春：吉林科学技术出版社，1990.

［26］李亚楠.民国期刊《国医砥柱月刊》之文献研究［D］.西安：陕西中医药大学，2021.

［27］王琼.从近代中医药期刊管窥民国名医杨医亚［J］.传播与版权，2020，8（8）：118-119，122.

［28］耿飞.民国期刊《中国针灸学》研究［D］.南京：南京中医药大学，2019.

［29］耿飞，张树剑.民国期刊《中国针灸学》钩沉［J］.中国针灸，2019，39（6）：661-665.

［30］邢海娇，杨继军，张选平，等.杨医亚先生生平事迹及主要中医针灸贡献概要［C］//中国针灸学会针灸文献专业委员会，《中国针灸》杂志社.中国针灸学会针灸文献专业委员会2014年学术研讨会论文集.2014：150-154.

［31］高福惠，赵士斌，谭世芬.杨医亚教授医学著作简目［J］.河北中医学院学报，1996，11（1）：48-49.

［32］田凤鸣，史定文.绝海之舟　评杨医亚教授主编《中医自学丛书》［J］.河北中医，1991，13（4）：50.

跋

写完这本小书，我仿佛又回到了曾经的日子。当初在河北中医学院任教时，我曾邀请业师王雪苔教授来河北做讲座。会后，王雪苔老师主动要求让我带他去看望一下年迈的杨医亚老师。两人一见如故，相谈甚欢，对中医针灸事业未来的发展进行了深入探讨，可惜的是未曾留下这珍贵的时光剪影。当时，我与杨医亚老师住在同一个家属院，经常可以看到他的子女推着轮椅带着杨老师出来散心。本来这是习以为常的事情，但之后杨医亚老师去了北京居住，便少有联系了。没想到，这一别就再也无法见面。2002年，突闻杨医亚老师不幸辞世的消息，后悔当初自己没有珍惜杨老师在世的那段相处时光，没有深入发掘他的学术思想。斯人已逝，只能通过这本小书来祭奠和怀念这位伟大的中医学者。

我之所以对杨医亚老师有着深厚的感情，不单纯因为他是前辈、老师、同事、邻居，还因为我的外祖父曾是杨医亚老师创办的国医砥柱社－河北石门市（现石家庄市）分社社长。曾经和杨医亚老师闲谈时，我提到过我的外祖父——牛锡卿。没想到杨医亚老师还记得他。外祖父较杨老师年长，中医理论扎实，给杨医亚老师留下了深刻的印象。

国医砥柱社－河北石门市分社成立于1939年，在当年9月20日举办成立典礼大会。之后，外祖父还在当地筹建了中医讲习所和研究班，为社团的建设和中医学的宣传做出了很大的贡献。后来，外祖父便在石家庄市永安街四义里开办中医诊所，开始治病救人。我的母亲和姨妈也常到外祖父的门诊学习。

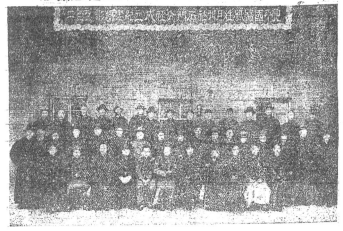

北平国医砥柱月刊社石门社成立纪念摄影（载于《国医砥柱》
第 5 卷第 12 期）

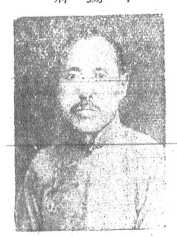

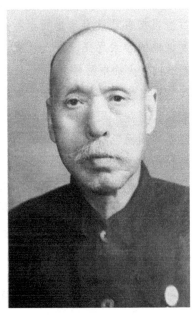

牛锡卿照片（左图载于《国医砥柱》第 2 卷第 11 期）

石门分社筹设中医讲习所和中医研究所的通知

曾记得外祖父临去世时，枕头下还压着他亲手书写的履历。当时家里还有一本《石家庄同仁录》，其上写有牛锡卿内科大夫、牛静娴（母亲）外科大夫、牛瑞娴（姨妈）儿科大夫的字样。可惜在搬家的过程中，这份珍贵的资料已不见踪迹。

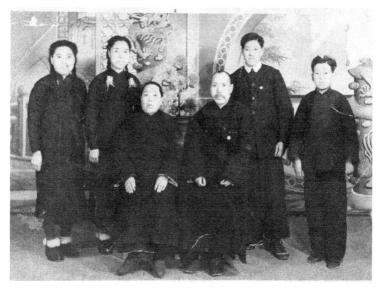

牛锡卿家庭合影

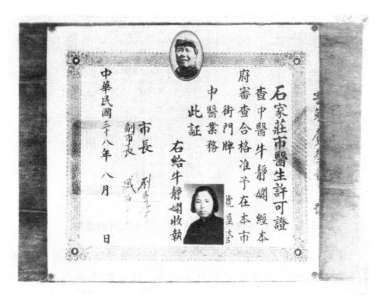

牛静娴医生许可证书

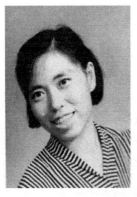 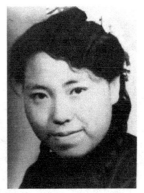

牛静娴、牛瑞娴青年照片

在我的规划里，这本《杨医亚针灸之路》应该在 2010 年之前全部完成。但是在这十几年间，由于河北中医学院恢复独立建制，业务繁忙，使这本书的出版一拖再拖，终于在 2022 年 8 月完成了这本书的初稿，后又几经修订，现将付样。

杨医亚老师的人生是精彩的。正是有他这样为了中医事业而努力拼搏的人，才使中医这一伟大的宝库得以保存、延续和发展。杨医亚艰苦奋斗、百折不挠、坚持不懈、淡泊名利的精神时刻激励着我们。我们应该励精图治，继承好前人给我们留下的宝贵财富，同时也要站在巨人的肩膀上，充分利用自己的优势和身边现有的条件，发掘和发展中医药。同时，我们不要敝帚自珍，要加强全国乃至全球的中医药学术交流。如此，中医学一定会历久弥新，焕发新的生机。

最后，自然不能忘记在这本书中给予我们帮助的人。这本书的正式写作时间虽然不长，但是搜集相关资料花了很长的时间。我校杨继军老师几经转折，往返于各大图书馆，搜集了大量一手文献资料。遗憾的是，可能由于年代久远或者其他原因，还有很多资料没有被找到或者已经亡佚。如果以后有机会得到新的材料，我们也会进行补充。也希望能看到这本小书的读者，如果有新的资料提供可以与我们联系。当然，也要感谢我的学生王锐卿。虽然他嘴上不说，但是我知道他为本书耗费了很多心血。他不仅搜集了很多新的文献资料，本书许多内容的撰写编排也由他辅助完成。很多个夜晚，他都在不眠不休地忙碌着。没有他们的努力，本书也不可能这么快便与大家见面。如果这本小书能给您带来哪怕一点点启发，也不枉我们的努力。

贾春生

电子邮箱：jia7158@163.com

2024 年 5 月 30 日于鹊鸣轩